医者のデマ

科学的根拠によれば
医者の「効きますよ」、
実はウソでした

近藤誠

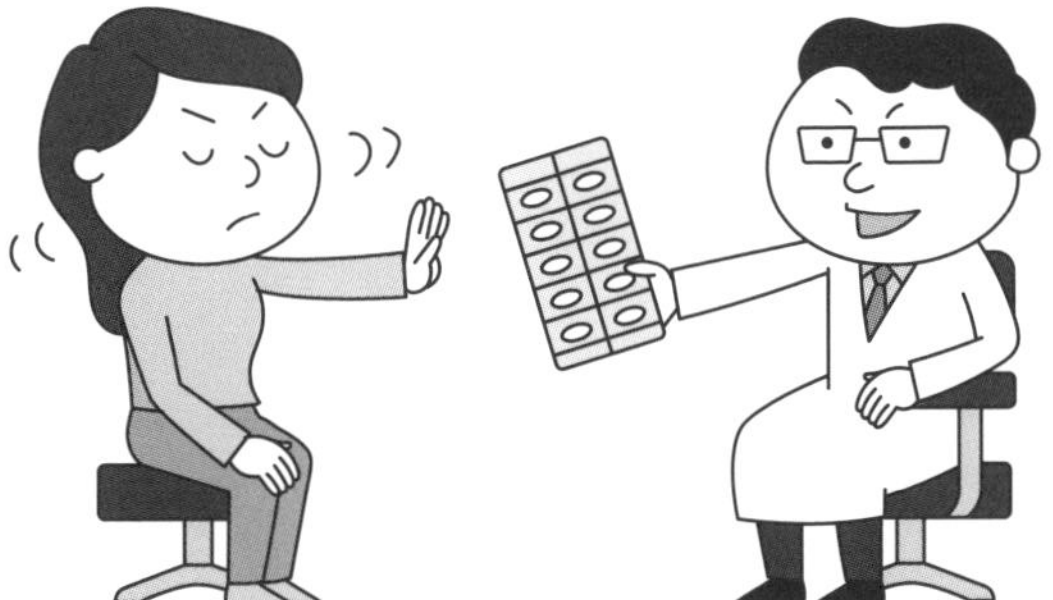

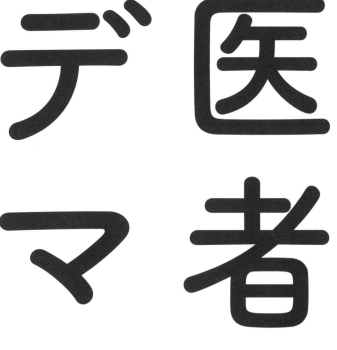

ISHA NO DEMA

X-Knowledge

にんじんジュース、体温を上げる、ピロリ菌除菌…カラダにいいなんて、デマでした

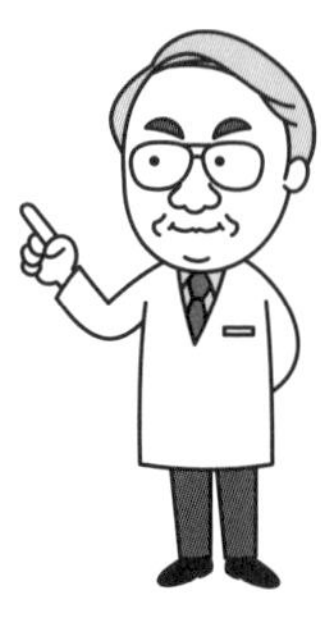

健康第一で生きてきたわたしがまさか、がんになるなんて！

きょうもまた、患者さんの嘆きを聞きました。

「玄米を食べて肉、牛乳はやめて、朝はにんじんジュースをたっぷり。きちんと減塩もして、お風呂で芯から体を温めて、ピロリ菌もちゃんと除菌したんですよ。有名なお医者さんたちがすすめているから、信じたのに」

僕の答えは「がっかりさせて申しわけないけれど、どれも根拠がなくて、かえって命を縮めることも多い。やらない方がよかったですね。これをやれば病気にならないとか、がんが消えると証明されたものは、世界にひとつもないんですよ」

ちまたには「医者がすすめる」「名医が太鼓判」とPRする健康法、治療法があふれています。「これをやったら健康になる」「これで病気を防げる、治せる、長生きできる」……。

その9割はデマで、多くの人を苦しめたり早死にさせたりしています。

わかりやすいのは「体温を上げると免疫力が上がって健康になる」「がん細胞は熱に弱いから、体を温めた方がいい」というデマ。

医者たちが大まじめに「温活」「冷えとり」などと称して「熱いお風呂で芯から体を温めなさい」とか、しょうが紅茶、靴下の重ね履きなどをすすめていることに驚きます。


「体温を上げる」なんて、医者がよく言うなあ。

小学校の理科で教わりましたよね。

人間は体温が一定に保たれることで生存できる「恒温動物」です。

しょうがや重ね履きなんかで体温（体の深部の温度）が上がるわけないし、本当に体温が上がったときは熱中症で、命が危ない。

むしろ、「低体温の人の方が長生き」だと世界の研究で示され、ハーバード大学の系列病院の研究でも、「体温35℃台の人たちがいちばん死亡率が低い」というデータが出ています。


しかし、「体温を上げれば免疫力が上がる」というデマを多くの人が信じこみ、熱いお風呂に長く入ったり、温泉に行って1日に何度も入浴したり。

結果、お風呂で倒れたり溺れたりする人がとても多いですね。

日本では近年、年間2万人近くが入浴中に「事故死」しています（厚生労働省2014年推計）。

交通事故死者の、なんと5倍。

シャワー文化の欧米では、ほとんど起きていない悲劇です。


「いい湯だな」とのんびりしているうち、眠ってしまったことはありませんか？

体が温まって血管がひろがると、脳に行く血液が減って、頭がボーッとしやすい。

お湯の中では体に熱がこもるので、熱中症とも隣りあわせです。熱いお湯に20分も浸かると、体温はすぐ40℃を超えますから。

感覚が鈍っている高齢者は、体の異常に気づきにくいので特に危ない。

またお風呂では、はだかになり、お湯に浸かり、立ち上がるたび温度や水圧が急変するので、ヒートショックと呼ばれる血圧、脈拍の乱高下からの心筋梗塞、脳卒中も招きやすい。

健康のためなら死んでもいい、という冗談がありますが、日本では現実に「体温を上げれば健康になる」と思いこんで死んでいる人が、何万人もいるわけです。


「熱でがんを殺す」と温熱療法に熱中したり、肌にカイロなどを押し当ててヤケドが絶えないかたも多いですね。お気持ちはよくわかりますが、これも無意味です。

本物のがんは体じゅうに転移がひそむから、やるなら全身を加熱するしかない。

しかし、がんを殺す熱は正常細胞も殺すので、熱中症か大やけどで自分も死にます。


ほかにも「カラダにいい」とみんなが信じこまされているデマは、数えきれません。

玄米菜食、糖質抜きなどの偏食や塩不足は、命を脅かします。

にんじんジュースに多く含まれるベータカロテンは、摂りすぎると発がん率を高めます。

ピロリ菌の殺菌剤は重い大腸炎を引き起こしやすい。実は除菌した人の方が、総死亡率が高くなっています。

「データを見せてほしい」「それはドクターハラスメント」と、ちゃんと言おう

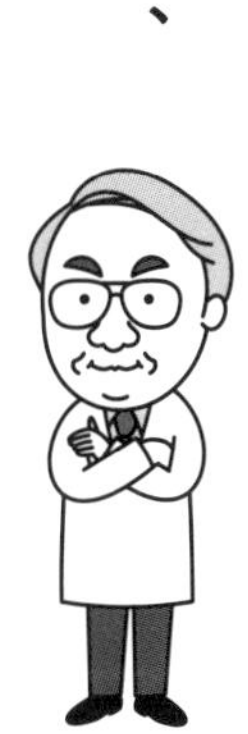

病気の治療はさらにひどい。医者のウソに「脅し」が加わりますから。
最近「あおり運転」がよくニュースになりますが、医者もあおる、キレる。

僕のセカンドオピニオン外来（https://kondo-makoto.com/）にみえる患者さんからよく聞くのは「ほっとくと大変なことに」「治療しないと余命半年」などの脅し。

医者は治療が商売ですから、がんをほっといた患者の経過なんて見たことない。

なのに「すぐ死ぬ」と脅して、治療に追いこんでいます。

「このがんを治療しないとすぐ死ぬ、というデータを見せてください」と言ったら、担当医は黙りこんだ、と教えてくれた患者さんもいました。

なにか聞いても無視する。「しろうとになにがわかる」と鼻で笑う。ほかの治療も考えたいと言うと怒って「もう来なくていい」と席を立つ。そんな医者の話も、しょっちゅう聞きます。

納得できないときは「命にかかわることなので、教えてください」、暴言と感じたら「それはドクターハラスメントです」と、ちゃんと言った方がいいですね。


僕は、慶應病院の医者になってまもなく「がん治療を始めると、元気だった人がみるみるやせ衰えて、バタバタ死んでいく。これはおかしいぞ」と思い始めました。

「治療で死んだ」としか考えられない患者さんの多さにショックを受けて、それまで信じきっていた医療に疑いを抱きました。

世界中の医学論文も読みこんで「成人の病気の9割は白髪と同じ老化現象。防ぐのも治すのも無理で、早めに見つけて治療するほど早死にしやすい」ことを悟りました。

医療界を敵に回しても本当のことを伝えようと心に決めて、『患者よ、がんと闘うな』『成人病の真実』『がん放置療法のすすめ』『健康診断は受けてはいけない』（以上、文藝春秋）、『医者に殺されない47の心得』（アスコム）等を執筆し、発言してきました。

慶應病院時代には3万人以上のがん患者を診療し、「がんを治療しない人」「様子をみたい人」の経過も数百人、最長22年診ました。

定年退職する前年の2013年、「近藤誠がん研究所・セカンドオピニオン外来」を東京・渋谷に開き、7年間で1万人の患者さんを迎えてきました。

北海道から沖縄まで全国各地と、中国、ロシア、アメリカなど海外からもみえます。

相談内容は、全部位のがん、高血圧などの生活習慣病、クスリの減らしかた、治療を上手に断る方法、身内の「治療死」の解明、医療訴訟、食事療法やサプリ、緩和ケア、看取り、ペットの病気まで、多種多様です。

科学的根拠に基づく近藤式養生法で「病欠」ゼロ

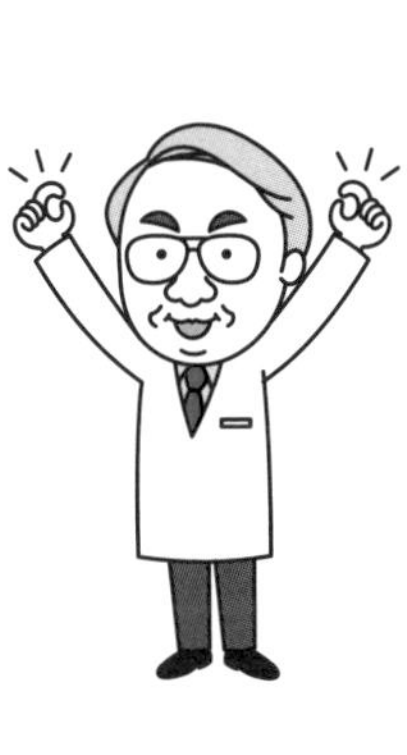

僕自身はこの40年、医者にいかず、クスリも飲まず、健康診断などの検査も全く受けずに元気に生きてきました。運動は「よく歩く」。食事は1日3食、なんでもよく食べて、甘いおやつも大好きです。お酒は会食のときだけ。タバコは吸いません。

言葉は精神を左右するので「疲れたと言わない」ことを誓い、守ってきました。

風邪をひいても長引かず、仕事を「病欠」したことは一度もありません。

科学的根拠に基づく近藤式「医者とクスリに近づかない」養生法、おすすめです。

そしていま改めてつくづく思います。

風邪、高血圧、不眠、うつ、がん……。大人の病気の9割は、医者には治せません。

風邪やインフルエンザを治せるクスリさえも、いまだに発見されてない。

血圧や血糖値、コレステロールをクスリで下げると、むしろ早死にしやすい。

不眠は、もとのストレスが減らないと治りません。うつ病、骨粗しょう症、認知症のクスリの効果ははっきりしないのに、副作用は心身をボロボロにして一生たたります。

がん治療の延命効果も、血液がんを除いて「不明」としか言いようがない。

「医療の進歩で、がんは治る病気になった」と言われながらこの40年、国民の死因第1位。

がん死はむしろ増える一方で、日本人の3分の1の命を奪っています。

「希望すること、愚痴、大切なこと、生きがいなど」

これは、僕の外来の相談票の質問項目のひとつ。病状や質問とは別に、自由に書いていただきます。医者の暴言に打ちのめされた体験談が、よく記されています。

セカンドオピニオンは差し向かいで30分、僕から話すだけでなく、相談票をもとに患者さんの悩みや質問もうかがいます。

だから医者たちのウソや不勉強、患者さんがどう脅され、体を痛めたり命を縮める治療に追いこまれているかが、手に取るようにわかります。

本書では、医者たちが言いふらしているデマの、氷山の一角を紹介しました。

ご自身や身近なかたが健康法や食事療法を思い立ったときに、医者にかかる前に、検査・治療のレールに乗る前に、目にとまったページだけでも読んでみてください。

一度だけの人生、世界にひとつだけの自分の命を、自分でしっかり守りましょう。

近藤　誠

目次

第1章 医者がすすめる「カラダにいいこと」、実はウソでした

第2章 医者が教える食事術、穴だらけです

第3章　医者がせかす検査、予防のクスリ、ワクチン…逃げるが勝ちです！

第4章 がん医者のこのログセ、営業トークです

第5章 根拠あり。100歳まで元気に生きる習慣

装丁／大場君人
本文デザイン・DTP／齋藤ひさの
イラスト／小林孝文（アッズーロ）
構成／日高あつ子
印刷／シナノ書籍印刷

第1章

医者がすすめる「カラダにいいこと」、実はウソでした

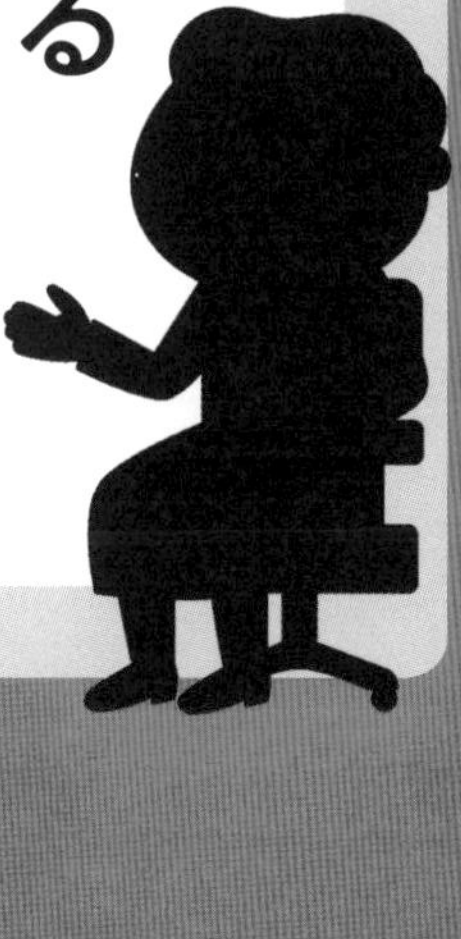

1

体温を上げると健康になる？「低体温」の人の方が長生きです

35℃台こそ長寿の体温。体ポカポカと免疫力は無関係

「体温を上げると健康になる、免疫力が上がる、がんが治る」という話が都市伝説のように広まっていますね。僕のところにみえる患者さんもよく「体温を上げたい」とおっしゃいます。

おおもとは免疫学者・安《あ》保《ぼ》徹《とおる》氏の「低体温は万病のもと。体温を上げるには入浴が最適で、体がポカポカすると免疫力が上がる」という説でしょう。風呂好きの日本人に受け、ほかの医者たちも、根拠もなく乗っかって広めました。最近は「冷えとり」「温活」ビジネスが花盛りですね。

しかし「人間は恒温動物」と理科で習ったように、私たちの基礎体温はほぼ一定で、体温が本当に上がったときは熱中症です。「体ポカポカで免疫力アップ」を証明するデータもありません。

実は体温が高い人ほど、死亡リスクが高まります。たとえば米国ハーバード大学系列病院の外来患者３万５４８８人の研究を見ると、平熱35℃台の人たちの死亡率が最も低く、０・１４９℃体温が上がるごとに年間の死亡率が８・４％アップ。米国の65歳の男性７００人を25年追跡した別の調査でも、各国の100歳研究でも、長生きする人の特徴として「低体温」があがっています。

「体がポカポカしても免疫力は上がらない」と、頭を切り替えましょう。

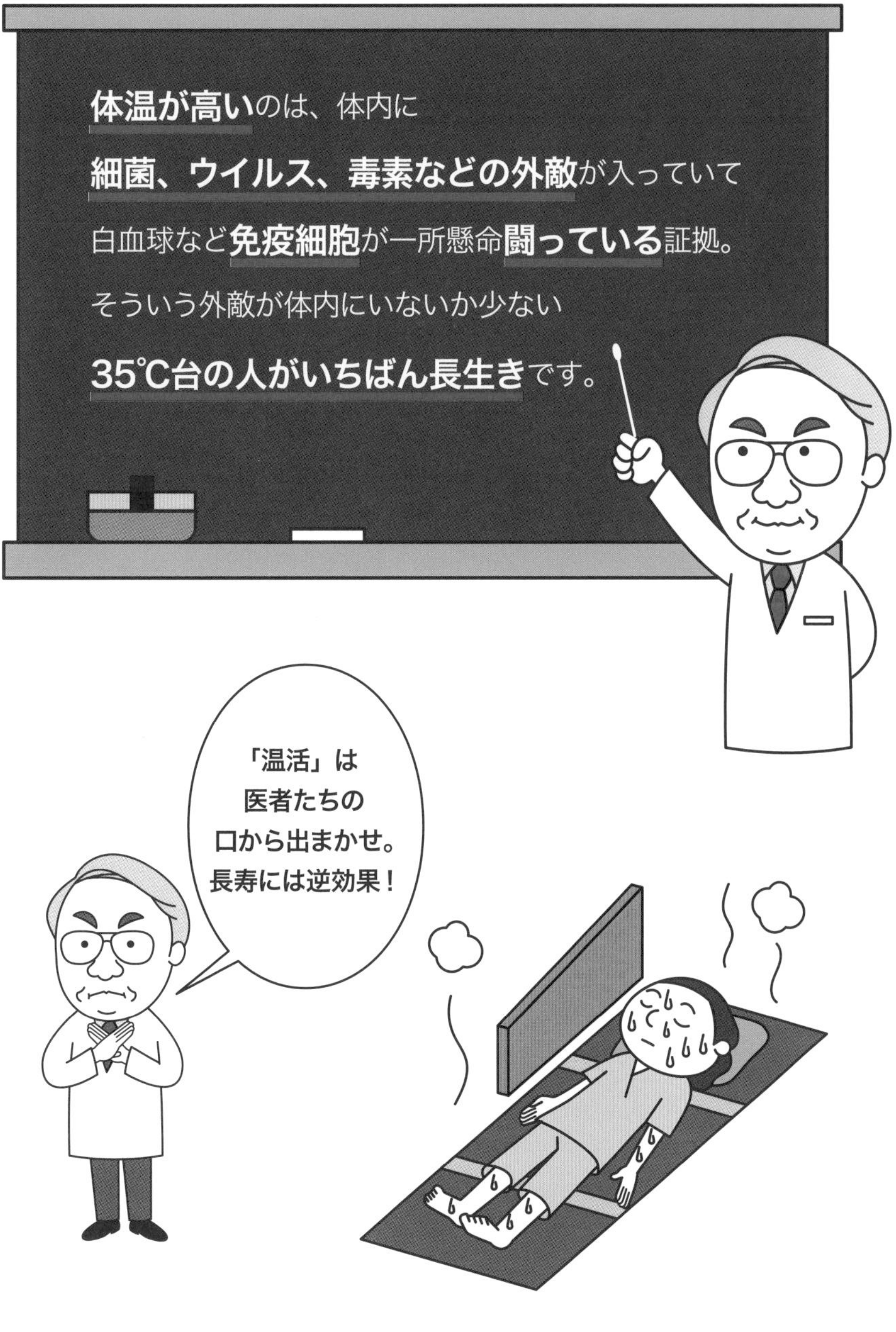
体温が高いのは、体内に
細菌、ウイルス、毒素などの外敵が入っていて
白血球など免疫細胞が一所懸命闘っている証拠。
そういう外敵が体内にいないか少ない
35℃台の人がいちばん長生きです。
「温活」は
医者たちの
口から出まかせ。
長寿には逆効果！

2

「冷えとり」で命をとられる。お風呂の事故死、年間19000人。高齢者の「溺死」が突出

入浴は41℃以下&10分まで。熱中症や血液ドロドロに気をつけて

冷えは万病のもとだからと、いつも熱いお風呂に浸かっていませんか？

それは自殺行為です。日本では入浴中に倒れたり溺れたりして事故死する人が年間約1万9千人（厚生労働省推計）。なんと、交通事故死者（2018年、約3500人）の5倍以上です。とりわけ高齢者があぶない。シャワー文化の英国や米国では、「65歳以上の溺死者」は10万人中年間ひとりか2人なのに、日本では19人とケタはずれ。そのほとんどが、入浴中の溺死です。

お湯の中では体に熱がこもって「浴室熱中症」になりやすい。高齢者は感覚も体温の調整力も弱っているので「いい湯だな」とのんびりしているうち、気を失って溺れるのです。千葉科学大学・黒木《くろき》尚長《ひさなが》教授の研究では、湯船で体調を崩す高齢者の約8割に、熱中症かその疑いがあるそうです。

消費者庁のアンケートでは42℃以上の高温浴派が4割。10分以上浸かる人が3割。高温浴は熱中症のリスクに加え、血液を固まらせる血小板が活性化し、発汗で水分量も減って血液ドロドロにもなりやすいんです。また血圧も、服を脱いで湯船に入り、温まり、立つたびジェットコースターのように乱高下します。

お風呂は41℃以下、10分までと心得て、転ばないように、溺れないように、よいご入浴を。

入浴中の事故死の実態

家庭の浴槽で溺死した人の推移

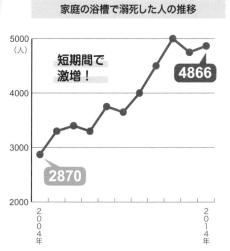

出典：消費者庁

家庭の浴槽で溺死した人の数

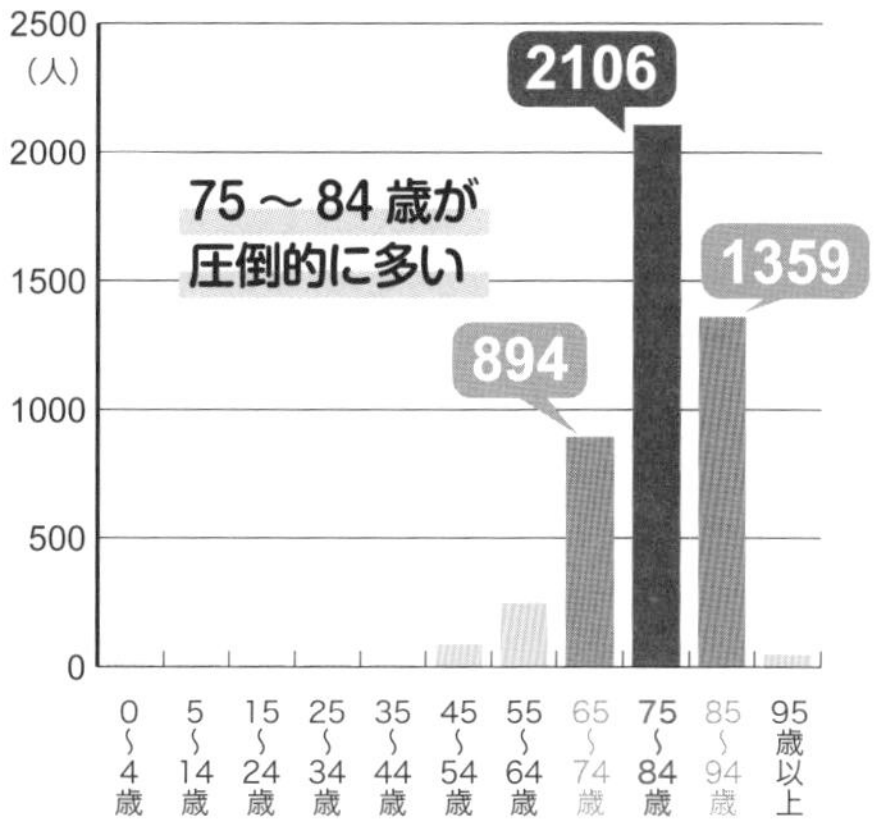

出典：消費者庁

入浴で体調をくずすことも！

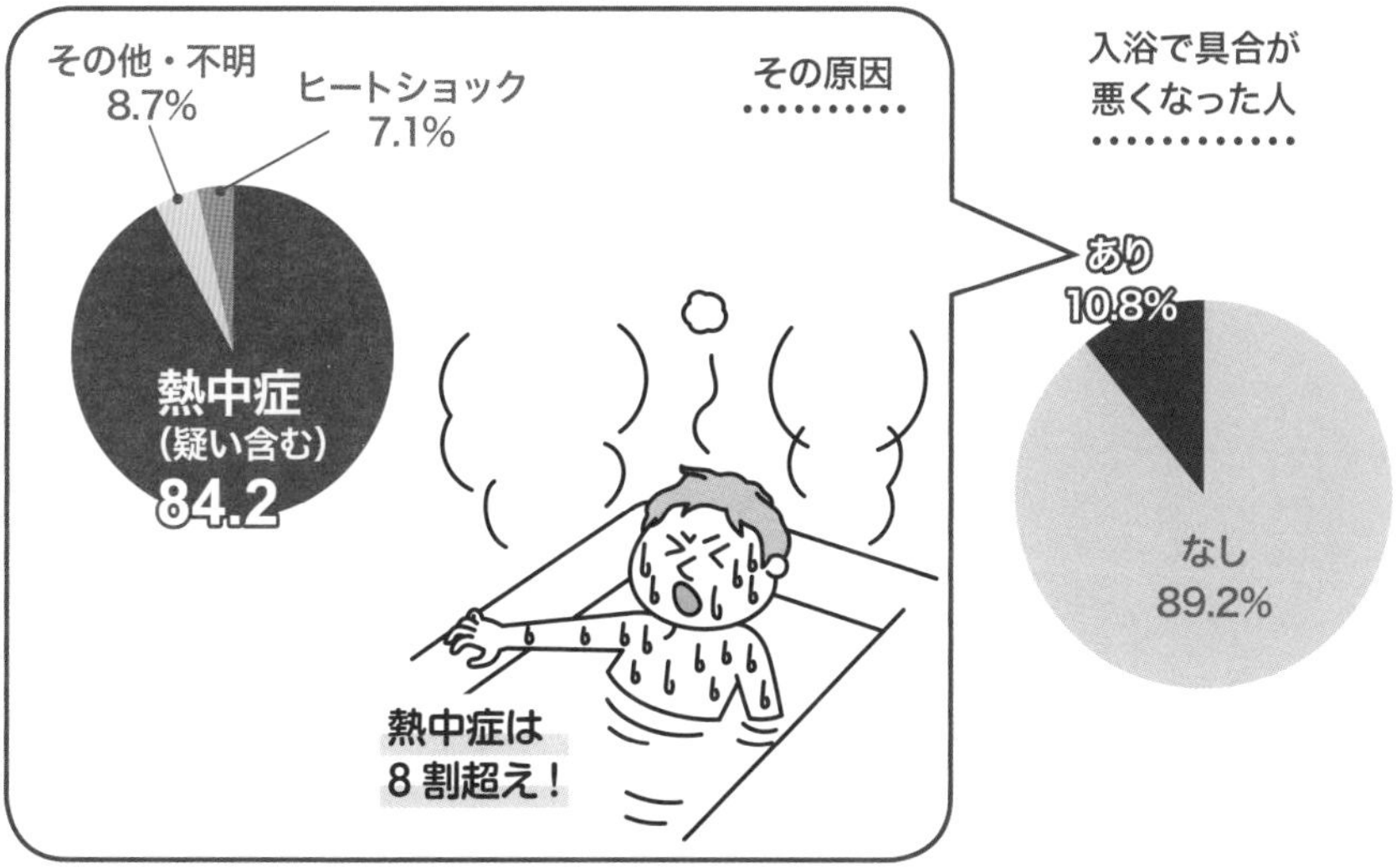

※日本救急医学会の診療ガイドラインから作成
出典：黒木尚長・千葉科学大学教授の調査による

3

ストレスとがんは無関係。仕事をセーブしても、がんの予防にはならない

11万6千人を12年追跡して判明

「私ががんになったのは、ストレスが多いせいでは？」と、患者さんからよく質問されます。医者たちも口グセのように「ストレスはがんのもと」と言いますが、根拠がありません。

がん細胞は正常な細胞の遺伝子に偶然、いくつか傷がつくことで突然変異して生まれます。原因は日光、放射線、排気ガス、タバコなどのさまざまな物質。人の細胞に大小の「発がんバケツ」があり、原因がたまってあふれるとがんが生まれる。いつ発症するかは運命と、僕は説明しています。そしてストレスと発がんは無関係。これが最近のヨーロッパの大研究の報告です。

がんではない男女11万6056人の仕事のストレスを詳しく調べたあと、12年追跡。期間中に大腸がん522人、肺がん374人、乳がん1010人、前立腺がんは865人が発症しましたが、ストレスの大小とは関係なかった。仕事をセーブしても、がんの予防にはならないということです。

かつて、ドイツの心理学者が「がんのリスクは、タバコよりストレスの方が絶大」と唱えて世界に広まりました。タバコ業界から莫大な寄付金が手渡されていたことが、あとでわかりました。ゆったり生きればがんにならない、など「心とがん予防」を結びつけた説は、すべて作り話です。

がんを招く原因

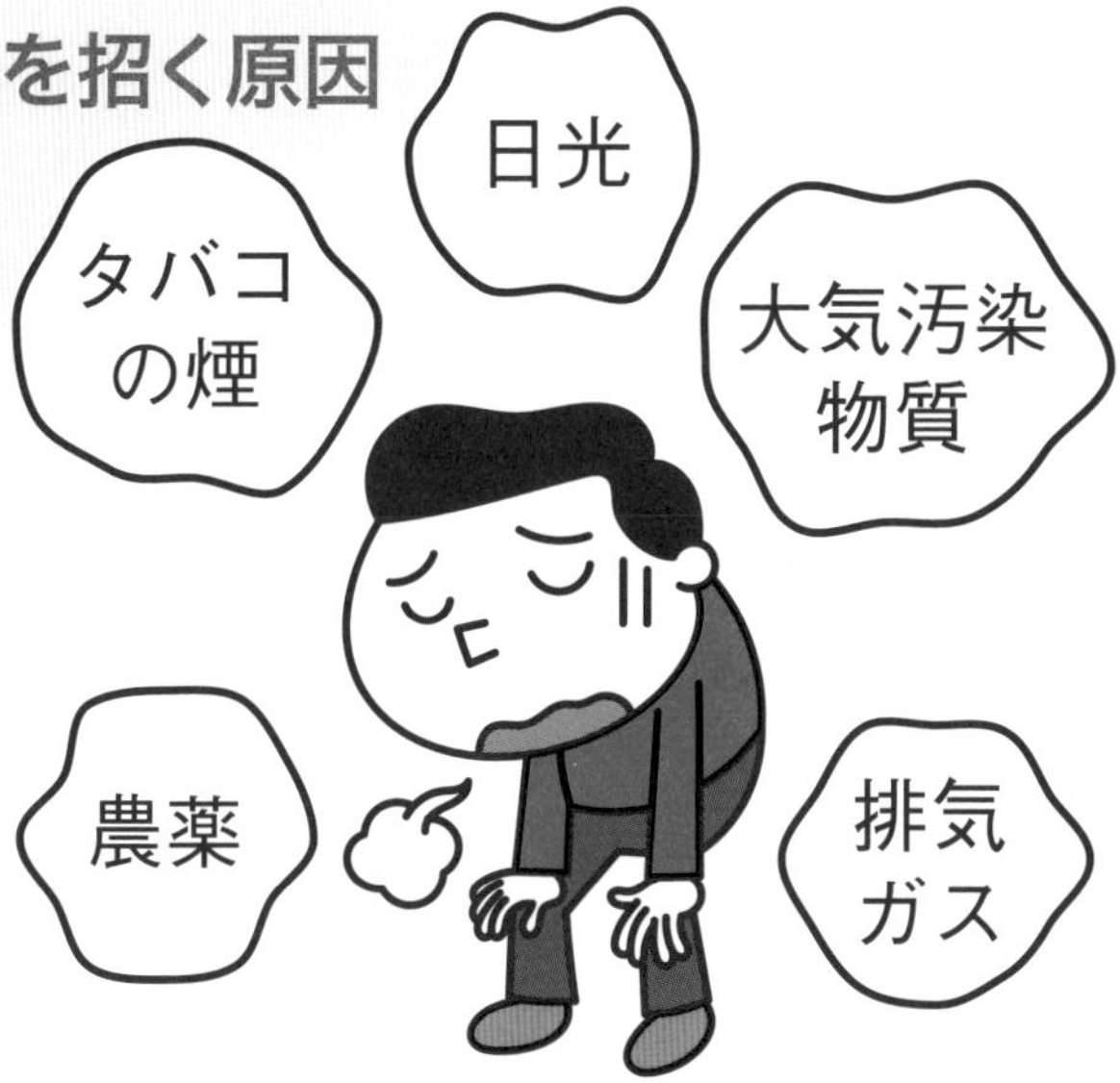

これらの物質が体の中に入り、遺伝子を傷つけて異常を起こすことで生じる

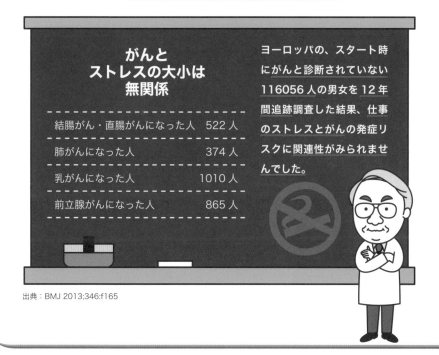

がんとストレスの大小は無関係

結腸がん・直腸がんになった人	522 人
肺がんになった人	374 人
乳がんになった人	1010 人
前立腺がんになった人	865 人

ヨーロッパの、スタート時にがんと診断されていない116056 人の男女を 12 年間追跡調査した結果、仕事のストレスとがんの発症リスクに関連性がみられませんでした。

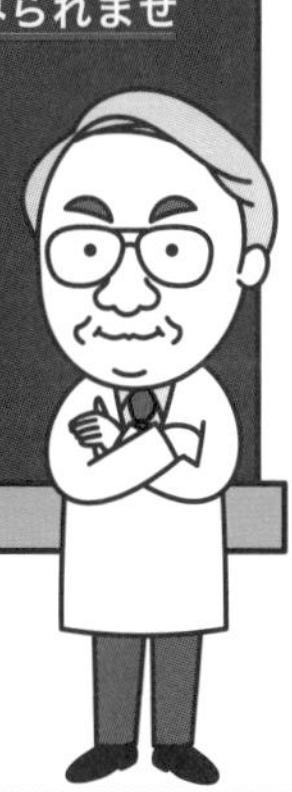

出典：BMJ 2013;346:f165

4

「腸活」の新事実。日本人の腸内細菌は、食物せんいが大好物

日本古来のイモ、キノコ、根菜、海藻でスルッと快便

腸が元気で朝、スルッとよいお通じがあるとニッコリ。快便は健康のバロメーターで、腸活（腸の活性化）にも気合いが入りますね。腸は消化・吸収・排泄のほか、全身の免疫細胞の約7割が集まって細菌やウイルスから身を守り、さらに自律神経やホルモンのコントロール、ビタミン合成、体の老廃物や毒素の7〜8割を大便として「毒出し」……。第2の脳とも言われる賢い働き者です。

腸に効く食品といえば、医者のイチ押しはヨーグルトなどの、乳酸菌の多い発酵食。一方、私たちの祖先が縄文時代からよく食べて生きのびてきた、イモ、キノコ、根菜、海藻などの、食物せんいの多い食材も見逃せません。細菌学者・服部正平《はっとりまさひら》氏のチームが世界12か国の健康人の腸を詳しく調べたら日本人だけ、食物せんいをエサにして免疫系を強化する腸内細菌が多かったそうです。具の多いみそ汁や煮物などをよく食べると、便通も体調も上向くはずです。

腸を刺激する、便を送り出す「腹筋」をきたえる。便をなめらかにする水分、油分を摂る。これも大切な腸活。朝一番に水やお湯、油不足ならバターやオリーブ油を摂り、おなかをマッサージし、よく歩いて、つま先立ちやスクワットをして、スルッと快便を目ざしましょう。ちなみに、腸の細胞はどんどん交替するので「腸壁にこびりつく宿便」なんて、存在しません。

「腸壁にこびりつく宿便」なんて、ない！

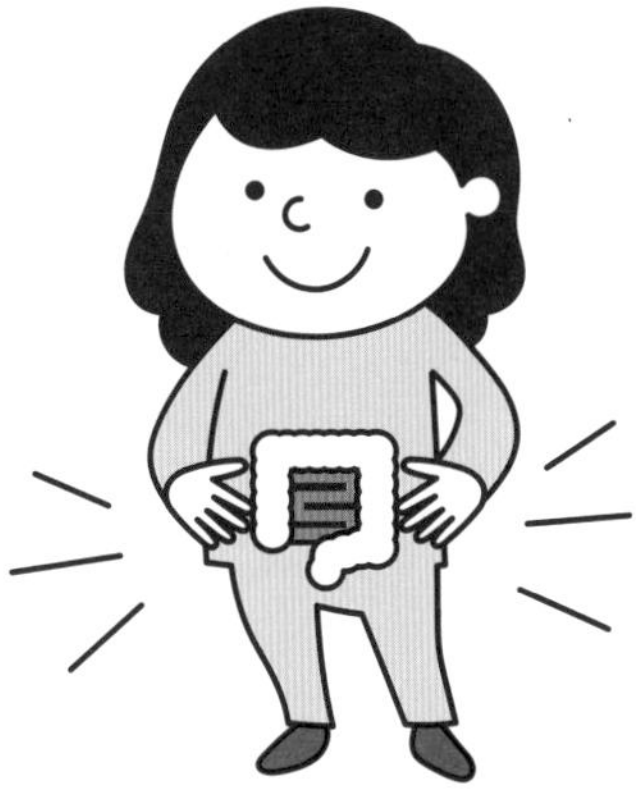

腸はいつも動いていて、細胞の交替がとても早いので、便がこびりつくなんてありえないのです！

乳酸菌はすぐに流される！

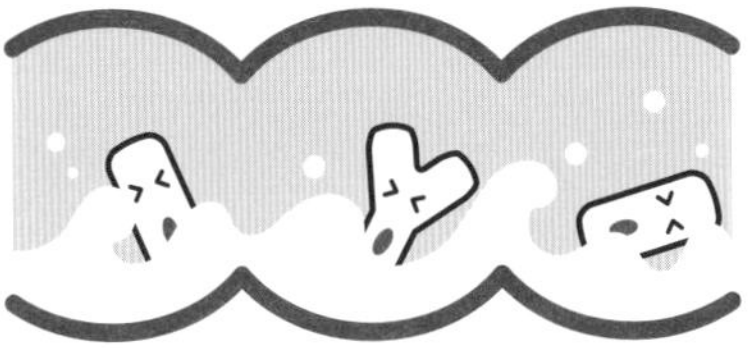

乳酸菌は、生きたまま腸に届いたとしてもすぐに流されてしまい、届いても育てるのは難しいのです。

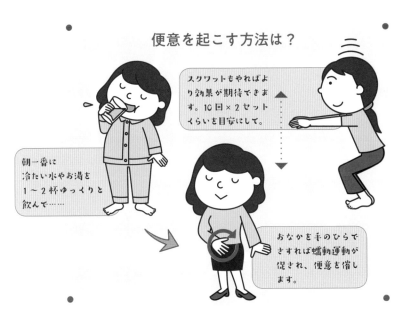

便意を起こす方法は？

朝一番に
冷たい水やお湯を
１～２杯ゆっくりと
飲んで……
スクワットもやればより効果が期待できます。10回×２セットくらいを目安にして。
おなかを手のひらでさすれば蠕動運動が促され、便意を催します。

5

ダイエットで脳も命もやせ細る。筋肉、血管、骨が弱り、老化が早まる

やせた人ほど短命。小太り、ぽっちゃりがベスト

ダイエット中は頭がボーッとしたり、イライラしますね。それは「脳に回る血糖（血液中のブドウ糖）が足りない」サイン。脳の重さは体重の約2％なのに摂取カロリーの30％弱を使う大食いで、燃料はブドウ糖だけ。ガス欠になると脳は筋肉を分解してブドウ糖を作って燃料にするので、筋肉が細ります。血管も骨も弱り、抜け毛やシワが増え、女性は貧血、月経不順、不妊も招きます。

一方よく食べて動いて太めな人は、筋肉が多くて体力があり、細胞膜も血管も丈夫。ホルモンも血液も充分に作られ、脳の燃料も満タンだから、つやつやして元気な人が多いんです。日本人はやせている人ほど短命で、ややメタボな人の方が長生きだというデータもあります。

肥満度を表わす指数、BMI（計算式は体重kg÷身長mの2乗）を見ると、日本では22（身長160cmで56・3kg）が理想、25以上は「肥満」扱いです。でも追跡データでは、BMI20（同約51kg）以下の「やせ」組が最も短命。BMI25～30（身長160cmで64kg～76・8kg）の「小太り」組が最も長生き。BMI30を超える、減量が必要な肥満人口は、日本人はわずか3～4％です。

メタボ、小太り、太め、ぽっちゃり、いずれも上等。やせは老けやすく短命、と心得ましょう。

肥満指数（BMI）と死亡リスクの関係

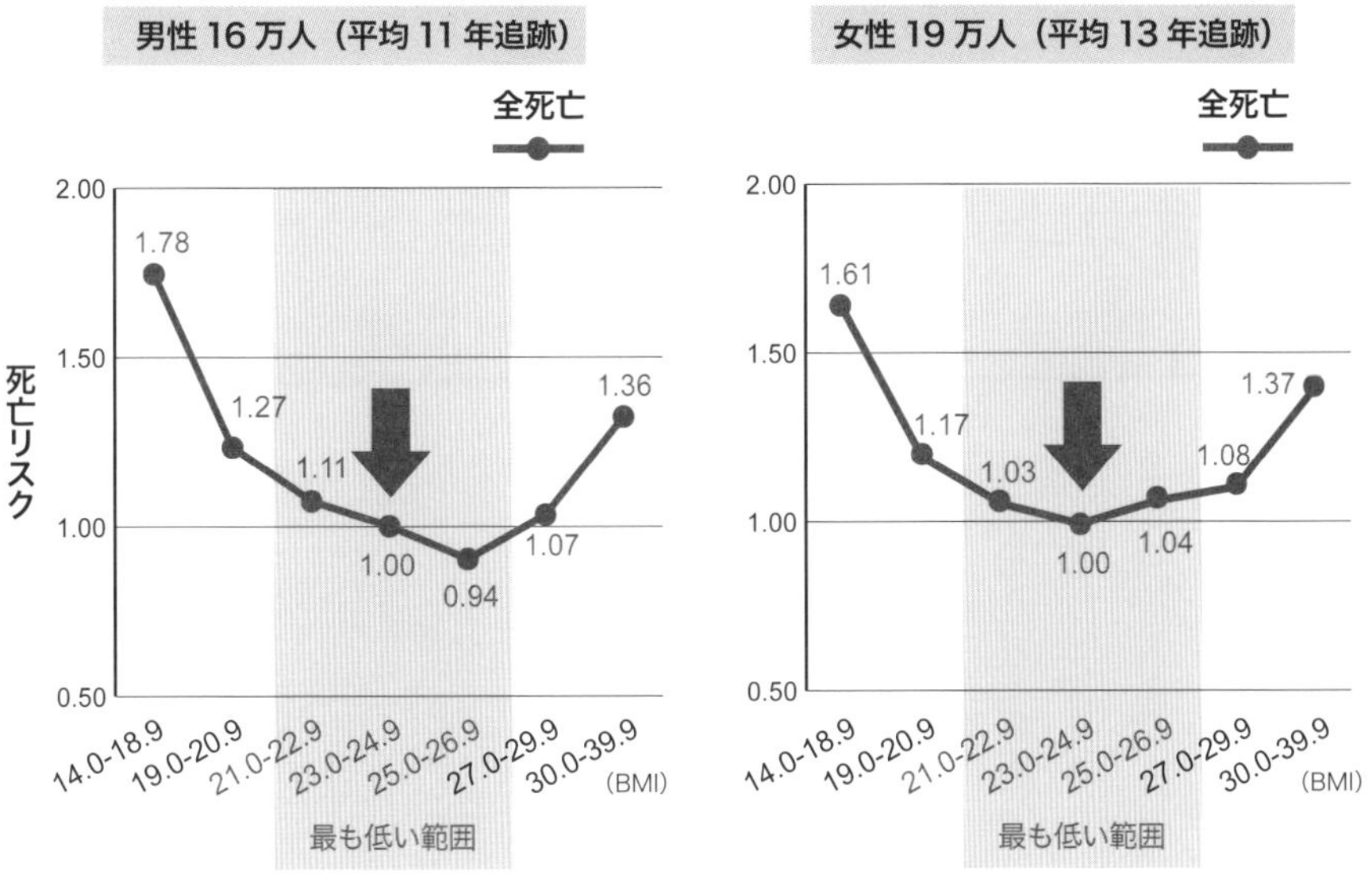

出典：国立がん研究センター 社会と健康研究センター予防研究グループ　ホームページより

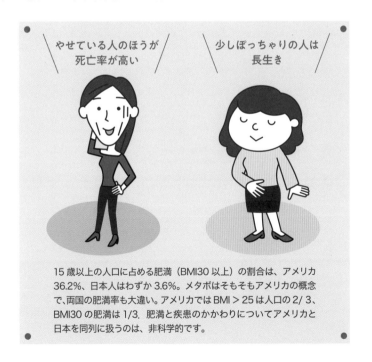

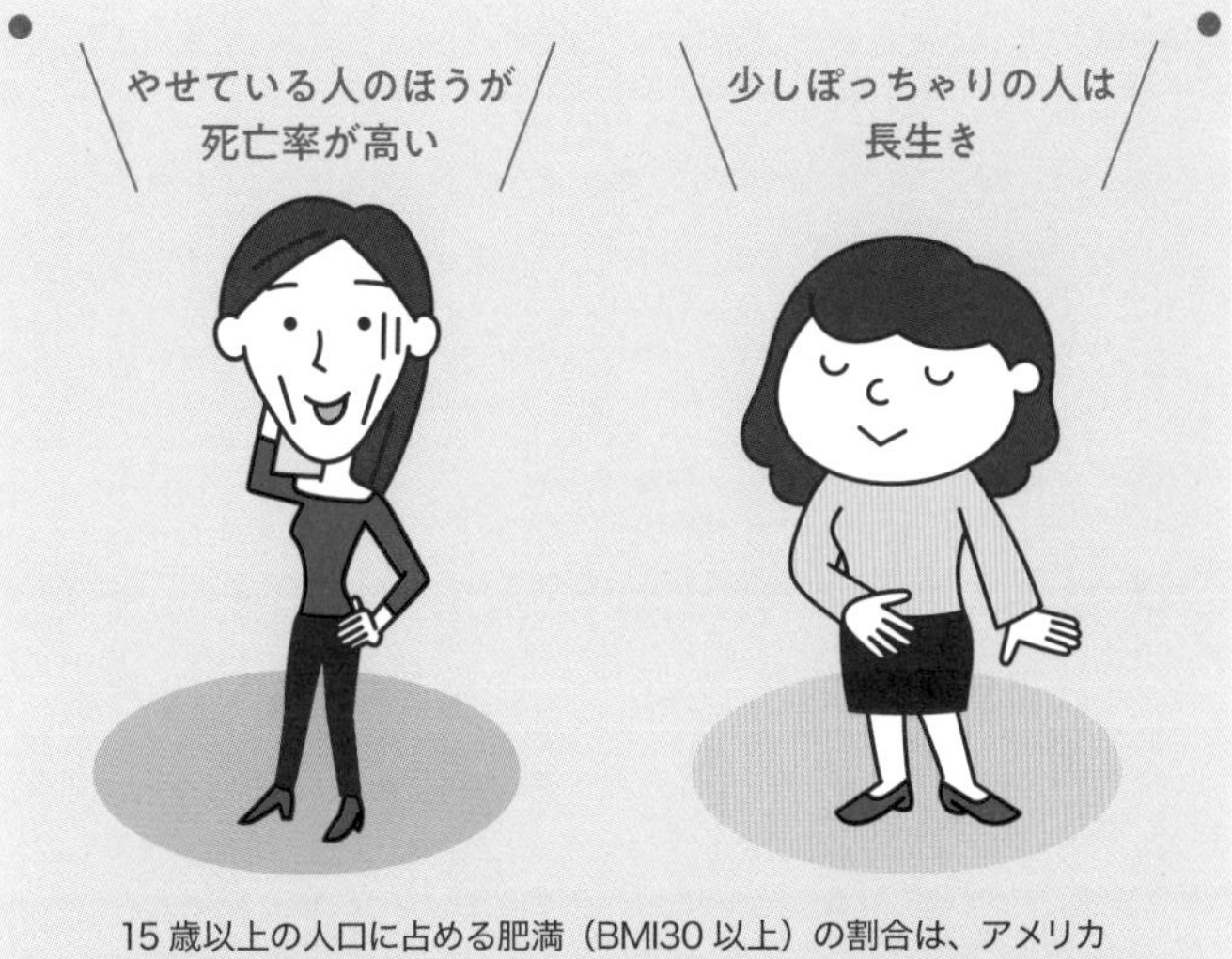
やせている人のほうが
死亡率が高い
少しぽっちゃりの人は
長生き

15 歳以上の人口に占める肥満（BMI30 以上）の割合は、アメリカ 36.2%、日本人はわずか 3.6%。メタボはそもそもアメリカの概念で、両国の肥満率も大違い。アメリカでは BMI > 25 は人口の 2/ 3、BMI30 の肥満は 1/3. 肥満と疾患のかかわりについてアメリカと日本を同列に扱うのは、非科学的です。

6

サプリはお金のムダ。βカロテンで発がん、ウコンで肝臓をこわすなどの健康被害も

どんなに「効く」成分も、大量に摂ると毒になる

「この一粒にレモン50個分のビタミンC。免疫力向上!」「進化したコラーゲンが一袋に100000mg。肌ぷるぷる!」「100種類以上の野菜、果物を摂れる生酵素。代謝アップでダイエット成功!」(サプリの広告)。

サプリ(健康食品)市場は拡大を続けて、PR合戦もにぎやか。既婚女性に限ると半数近くが「ほぼ毎日」利用、というデータもあります。医者たちもよく特定のサプリをすすめたり、自分のクリニックで売っていますね。

でも、どのサプリもむしろ有害。どんなに体にいい成分も、一気に大量に摂ると体の負担になるからです。米ジョン・ホプキンス大学などが27件、45万人での膨大な調査データをまとめた結論も「ビタミンやミネラルのサプリを摂るのはお金のムダ。健康への長期的なメリットを示す証拠はなく、喫煙者がβカロテンサプリだけを摂った研究では、肺がんのリスクが高まった」。

ほかにもウコンで肝機能障害、「やせるサプリ」で下痢などの健康被害がよく報告されています。また、口から摂ったものは腸で分解されたり、血液に入ってアミノ酸や糖の形で利用されます。コラーゲンが直接、肌に届くわけではないのです。栄養はバランスが大切。ビタミンCならミカンやさつまいもから摂れば、他のビタミン類や食物せんいなども幅広く補えて、体が喜びます。

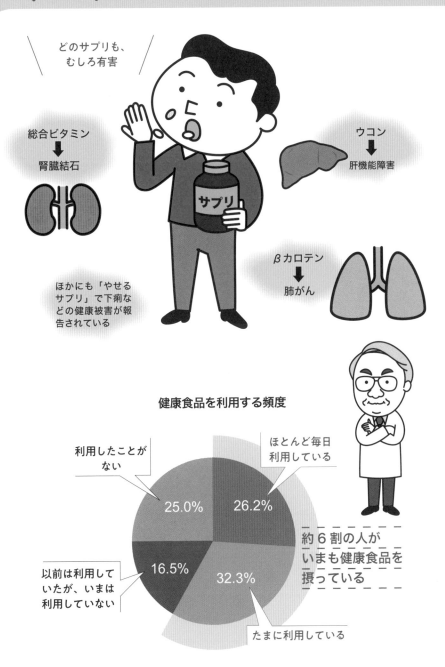

健康食品を利用する頻度

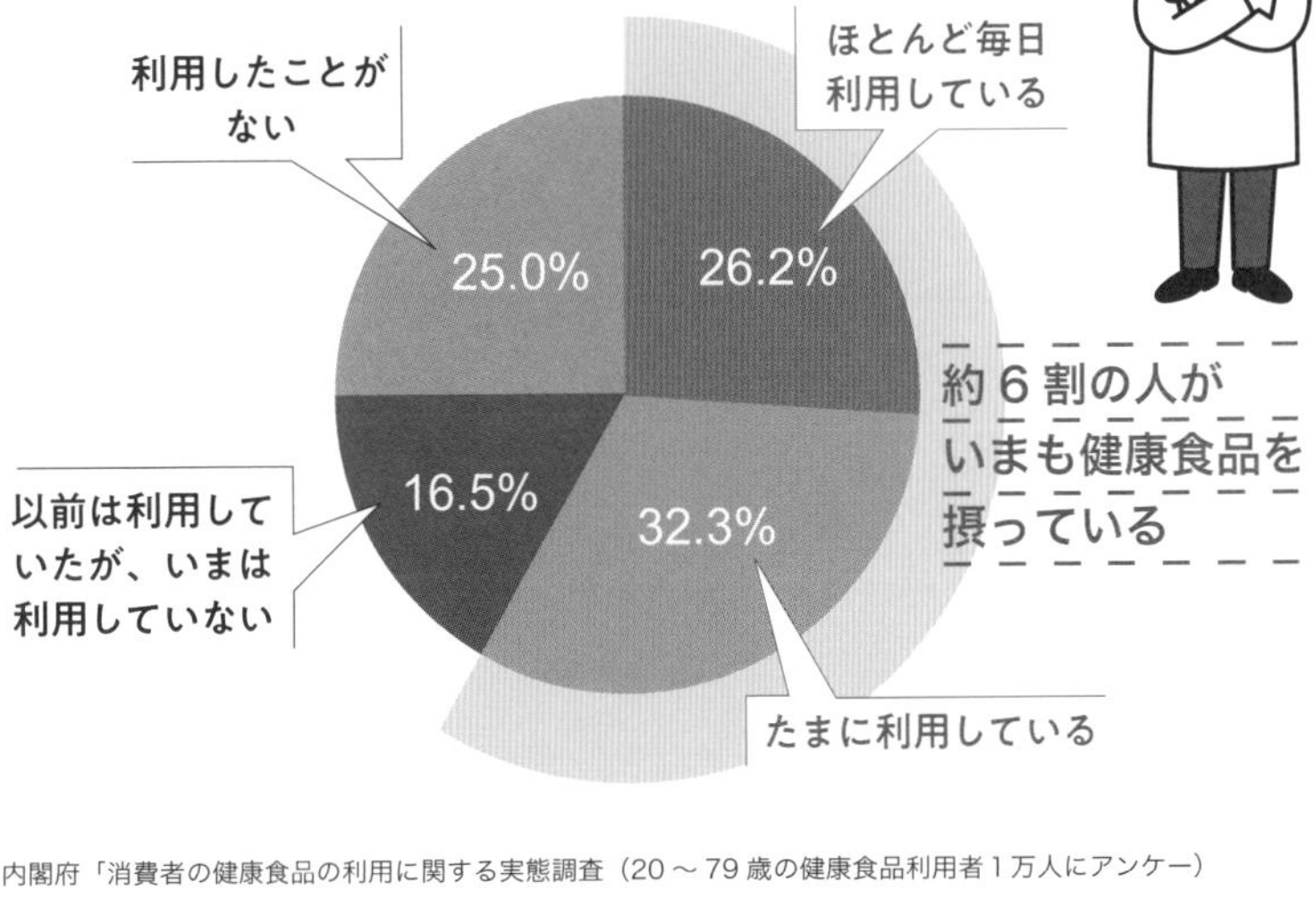

出典：内閣府「消費者の健康食品の利用に関する実態調査（20～79歳の健康食品利用者１万人にアンケー）

7

「いい汗かいてデトックス（毒出し）」も「血液クレンジング」も、失うものと危険が大きい

大汗でミネラルを失う。血液の出し入れは危険

現代に生きる私たちの体内には、いろいろな毒がたまりやすい。そこで「デトックス（毒出し）」が大人気です。「サウナや岩盤浴、半身浴などでいっぱい汗をかくほど、悪いものが体から出ていく」と信じて、がんばって汗水を流している人も多いですね。

でも体の老廃物や毒素はほぼ、便と尿で出て行きます。汗の役割は「体温調整」で、99％は水分。塩分（塩化ナトリウム）が約0・6％。汗にはカルシウム、カリウム、マグネシウム、亜鉛、鉄など貴重なミネラル類も含まれ、毒素は0・02％程度。つまり「汗をいっぱいかくと毒の何10倍もの、命を守る大切なミネラルが出ていく」わけです。脱水症状や熱中症の危険も高まります。

最近は美容クリニックなどが、「血液クレンジング」も始めています。患者の血液を抜いて「医療用オゾン」を混ぜ、体内に戻すことで「血液を洗浄してドロドロからサラサラに」「がんや白血病に効く」「老化を防ぐ」などとPRしていますが、根拠がなく、海外では死亡事故が起きている。血液クレンジングでの治療をうたった医者は、アメリカでは逮捕されます。だまされないで。

毒出しも血液の浄化も、肝臓・腎臓が目いっぱいやってくれています。自分の体を信じましょう。

サウナ（デトックス）のタブー！

水分不足

体内の水分が500ml前後失われてしまうため、脱水症状になりやすい

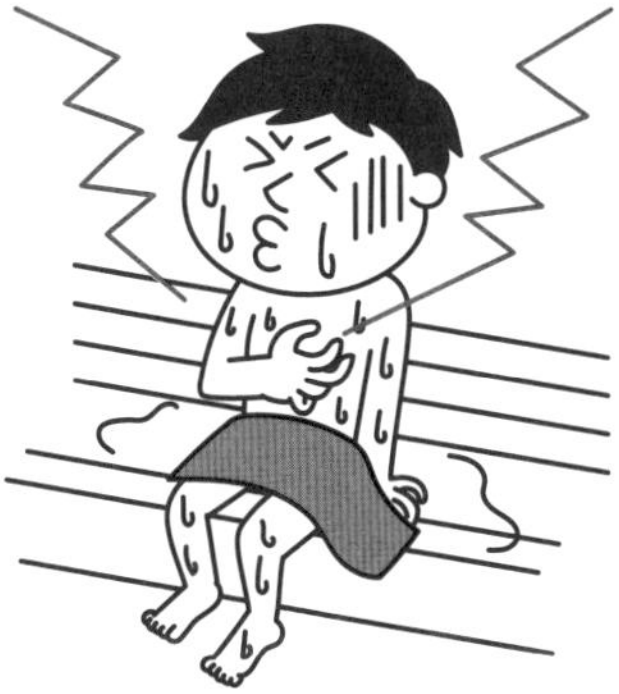

ガマンは心臓にダメージ

高温の持続は心臓に大きな負担。熱くなって水風呂を欲したらすぐ出ること

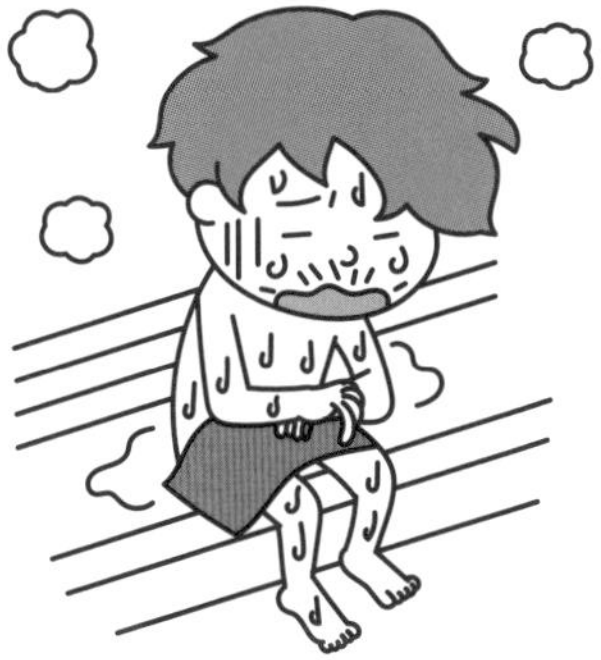

起床後すぐのサウナ

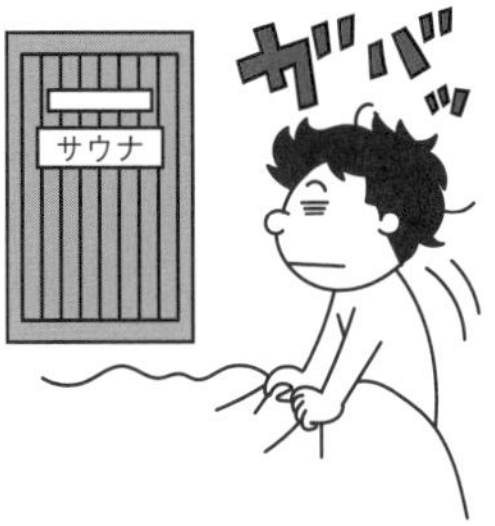

目覚めてすぐは血圧が急上昇しやすく血栓ができやすくなる。朝一番のサウナは血圧の急激な変化、血液凝固により、脳梗塞や心筋梗塞を招く。起床して1時間は間を空けよう

酔い覚ましのサウナ

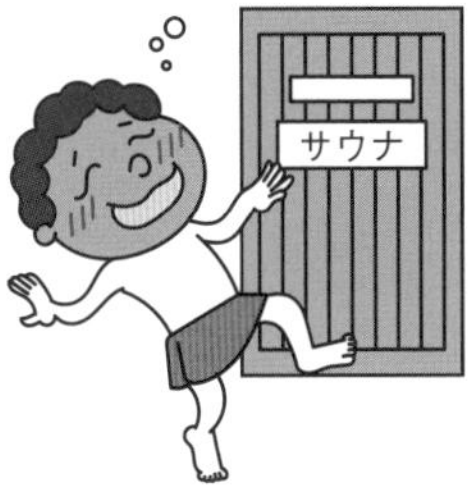

サウナでアルコールが抜ける気がして、クセになりやすいが、根拠はなく、極めて危険。もともとアルコールの利尿作用で軽い脱水状態になっているのに、さらに体内の水分を抜くのは自殺行為

サウナと水風呂

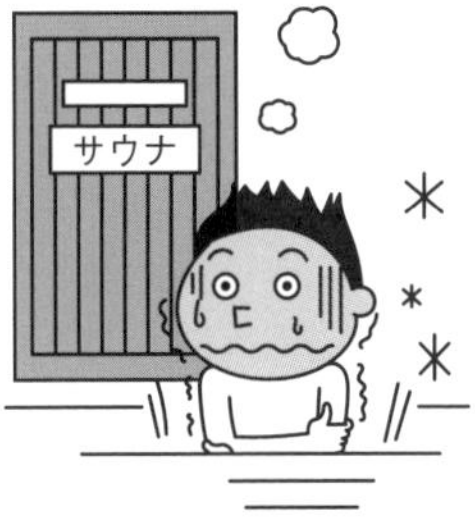

心拍数を高めるサウナに入り、水風呂で強制的に冷やすと、急激な温度変化によるヒートショック（血圧急変による体調不良）を起こす危険大

8

手洗い、うがい、マスク、ワクチン、クスリ。すべて風邪・インフルエンザに無力

自分で治す免疫力をきたえよう

外来の患者さんがマスクをしていると、僕は必ず「マスクをはずしてください。表情を見たいし、いろんな菌やウイルスをもらうのが楽しみなので」と言って驚かれます。これはまじめな健康法。

世の中には、毎年インフルエンザの予防接種を受け、手洗い、うがいに励み、外出する時は必ずマスク。鼻がグスッとしたらすぐクスリ。なのに毎年寝こんでいる、というかたが多いですね。

風邪・インフルエンザのウイルスは1㎜の1万分の1と極小で、どんなマスクもすりぬけて肺に入ります。また、手を洗ったり消毒しても、その手でなにかにさわった瞬間ウイルスが付いて焼け石に水。うがいも無意味で欧米では行われていません。そして、ワクチンやクスリに「防ぐ」「治す」効果はありません。クスリで免疫力が弱るので、一時しのいでもぶり返して、かえって長引きます。

他力に頼らず「自分で治す」癖をつけるのが、ウイルスに強くなる秘訣です。つらい症状は、体が必死でウイルスと闘っているサインと感謝して熱、セキ、鼻水、下痢など出るものはとことん出しきる。するとすっきり回復します。

それを続けると、体はどんどん丈夫になります。僕はどんな風邪も一晩から3日ぐらいで治るし、寝こんで仕事を休んだことは一度もありません。

いろいろ試しても焼け石に水！

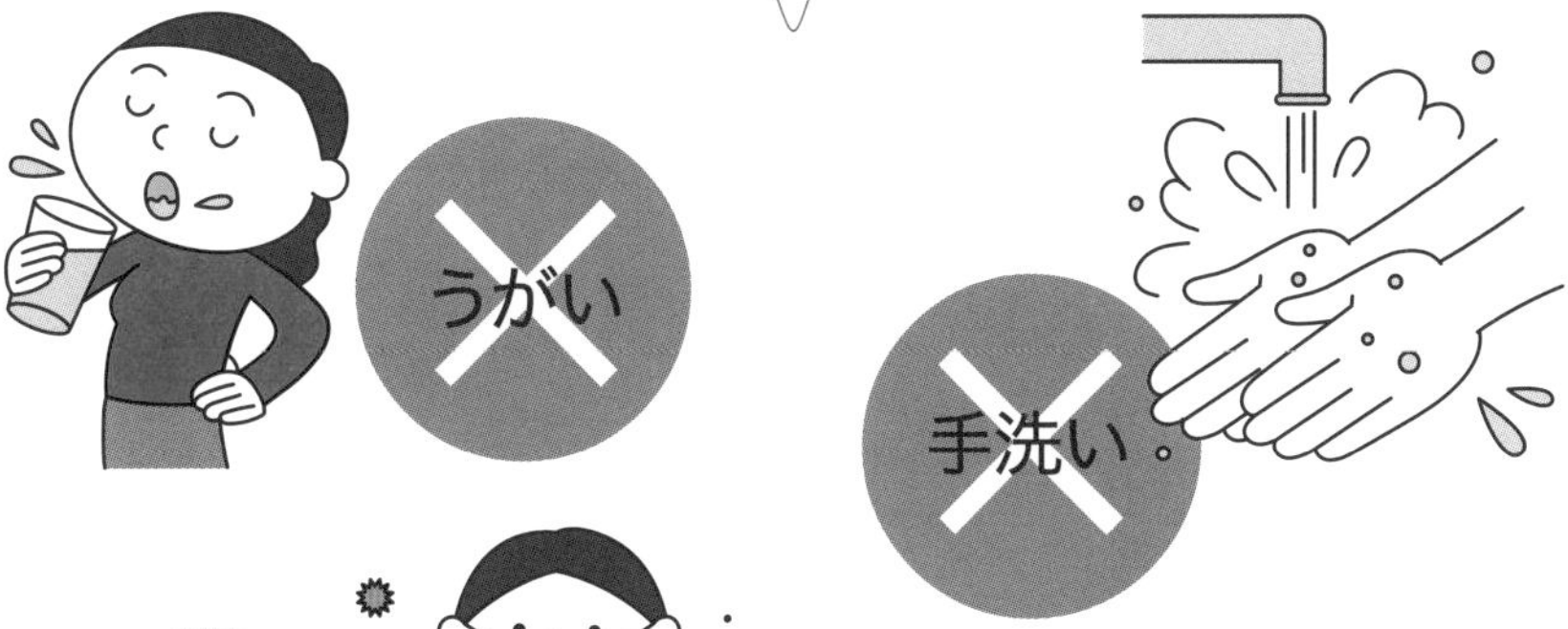

風邪やインフルエンザのウイルスは極小で１ミリの10000分の１前後。どんなマスクをしても呼吸する限り、どんどん肺に入る。マスクを着脱するとき鼻や口に手が触れるとむしろ感染しやすい。うがいも全く追いつかないし、手を洗ってもその手でなにかを触った瞬間、ウイルスが付着する。

インフルエンザの感染経路

感染経路

感染者がセキやくしゃみをする
↓
ウイルスを含む飛沫が飛散する
↓
健康な人が鼻や口から吸い込む
↓
これを**飛沫感染**といいます

感染した人が口を手で覆ってセキやくしゃみをする（ウイルスが手につく）
↓
ドアノブやスイッチなどに触れる
↓
健康な人がその部分に触れる
↓
その手で鼻や口、目を触る
↓
これを**接触感染**といいます

9

オーガニック=ヘルシーは思いこみ。安全性も栄養価もフツーです

英米の大研究で「特別な健康効果はない」

オーガニック（有機）食品は高いけど体にいい。日本だけでなく世界中でそう信じられています。でも実は、一般の食品と比べてオーガニックに、特にすぐれた健康効果はないとわかっています。

英米の名門、ロンドン大学とスタンフォード大学がそれぞれに、さまざまな野菜の過去50年間の栄養成分や残留農薬を詳しく調べた結論は「ふつうの野菜とオーガニック野菜の間に、栄養や健康への影響に関する違いはなかった」「残留農薬の量も、信頼できる研究データを詳しく調べたらほとんど同じ」。各国の調査でも、同様の公式見解が数多く出されています。

なのにオーガニック認証システムは、各国で運用され続けています。高付加価値農産物としての、経済的メリットが大きいから。オーガニックも、今やブランドビジネスです。

最近話題の摂食障害「オルトレキシア」は、不健康だと思う添加物や加工品、動物性食品、乳製品、砂糖、トランス脂肪酸、一般の農作物などを拒絶し、ヘルシーだと思うオーガニック食品や無添加食品しか摂らないため、やせ細ってしまう心の病。日本にも「国産」「有機」「無添加」「○○抜き」などに強くこだわる人が増えていますが、健康のために体を壊さないようにしてください。

オーガニック商品を利用する理由

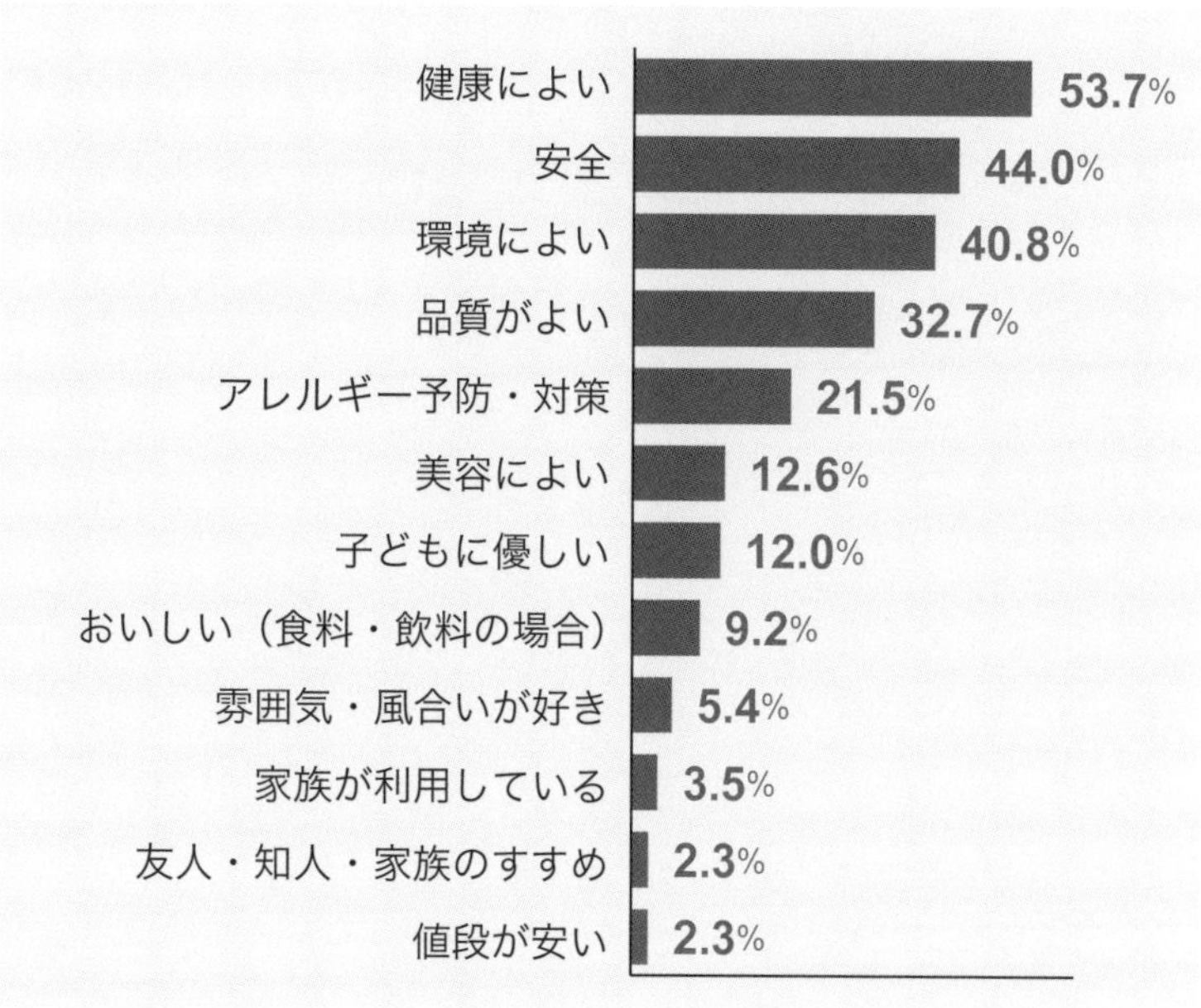

出典：マイボイスコム「オーガニック商品」に関するインターネット調査。2015年　回答11241件

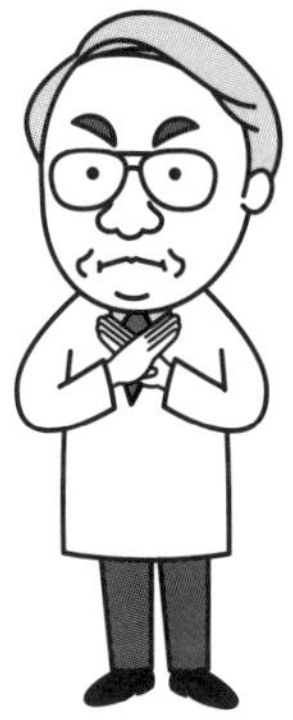

見た目のきれいなオーガニック（有機）野菜が世の中にあふれていますね。有機ＪＡＳ法の定義を要約すると「化学農薬や化学肥料、化学土壌改良材などの化学資材を、３年以上使っていない畑で収穫されたもの」。太陽、水、土、生物などの自然の恵みを生かした農産物ということです。が、本当に農薬を使わず栽培しているなら、野菜や果物は虫がついて見た目がとても悪いはず。また有機肥料に家畜のフンが含まれると、サルモネラ等の病原菌が残留する可能性があります。

10

運動しすぎると短命に。体も激しく使うと早く壊れる

「お坊さん」は、規則正しい安定ライフ

「体にいいこと」といえばスポーツ？　でも、やりすぎないで。体も激しく使うと早く壊れます。大妻女子大学の大澤清二《おおさわせいじ》教授らが、体育学部を持つ国立大学の卒業生３１１３人を「体育系、文科系、理科系」に分けて調査したら「体育系は文・理科系より6才短命」と、大差がついていました。

ハードな運動中、心臓が1分間に送り出す血液量は倍増し、活性酸素も多く出るし血圧も乱高下します。それが長期にわたると心臓は過労になり、血管も傷ついて心筋梗塞や突然死がおきやすい。

また、筋肉質で引きしまったスポーツマンの体は強靱に見えますが、体脂肪が少なすぎると細胞膜やホルモンの原料が不足し、栄養の貯蔵もできないので感染症やがんにかかりやすい。骨も酷使されてもろくなるので、マラソンランナーは若い時から骨粗しょう症や疲労骨折に見舞われます。

一方、長生きなのはお坊さんで「70、80は鼻たれ小僧。90歳で一人前」と言われる世界。日本も韓国も「僧侶」が職業別の平均寿命トップです。古典的なお坊さんライフは、毎日の「お勤め」が決まった規則正しい生活。精神が安定。過激な運動や暴飲暴食をしない。読経でよく声を出し、人とのかかわりも多く、体が動く限り生涯現役……体を長持ちさせる秘訣がたくさん見つかります。

スポーツ選手（男性）の平均寿命

（1939年までに生まれたプロ選手1920人を追跡調査）

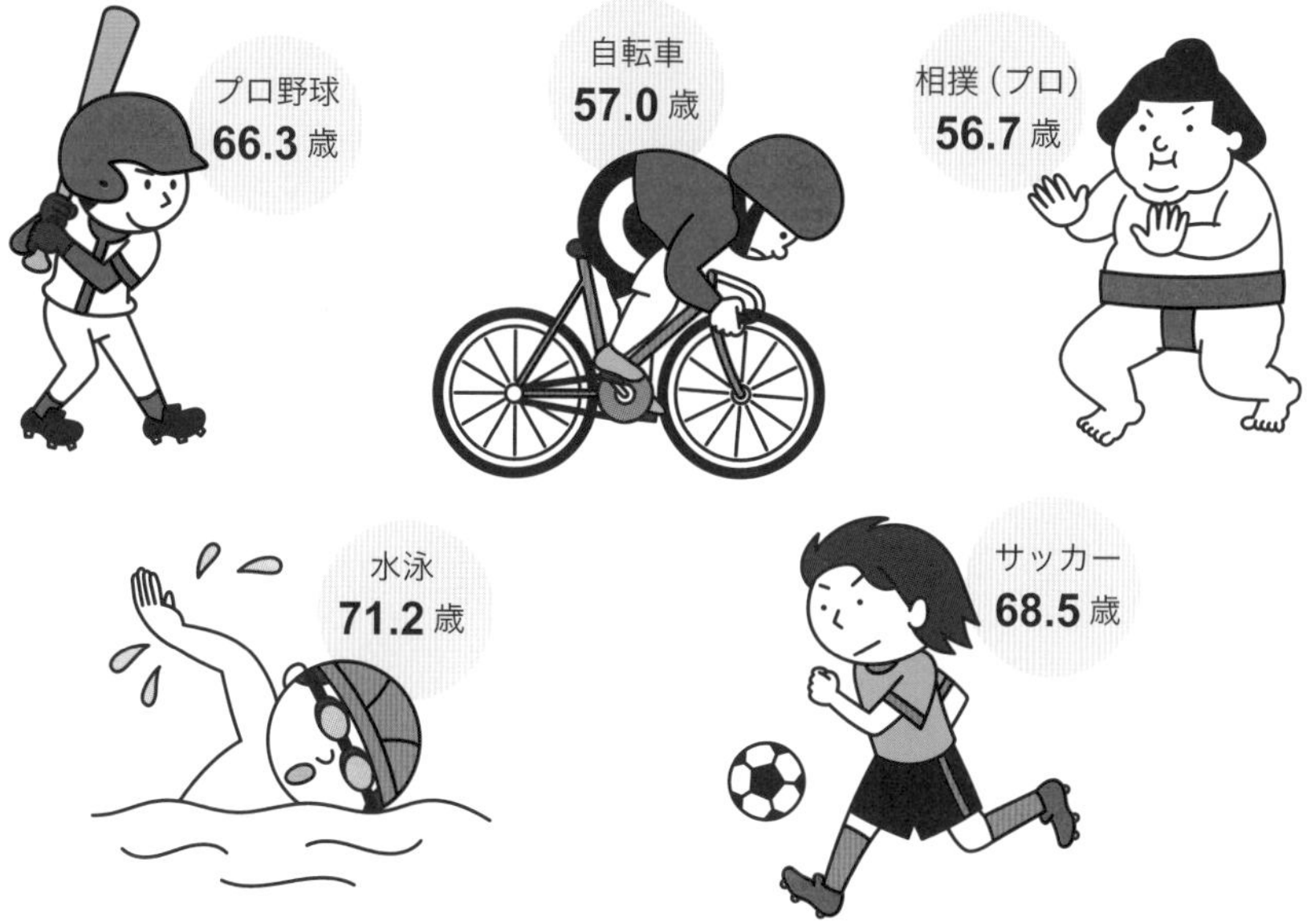
プロ野球
66.3歳
自転車
57.0歳
相撲（プロ）
56.7歳
水泳
71.2歳
サッカー
68.5歳

出典：大妻女子大学 大澤清二教授らの調査による

Ｊカーブ効果

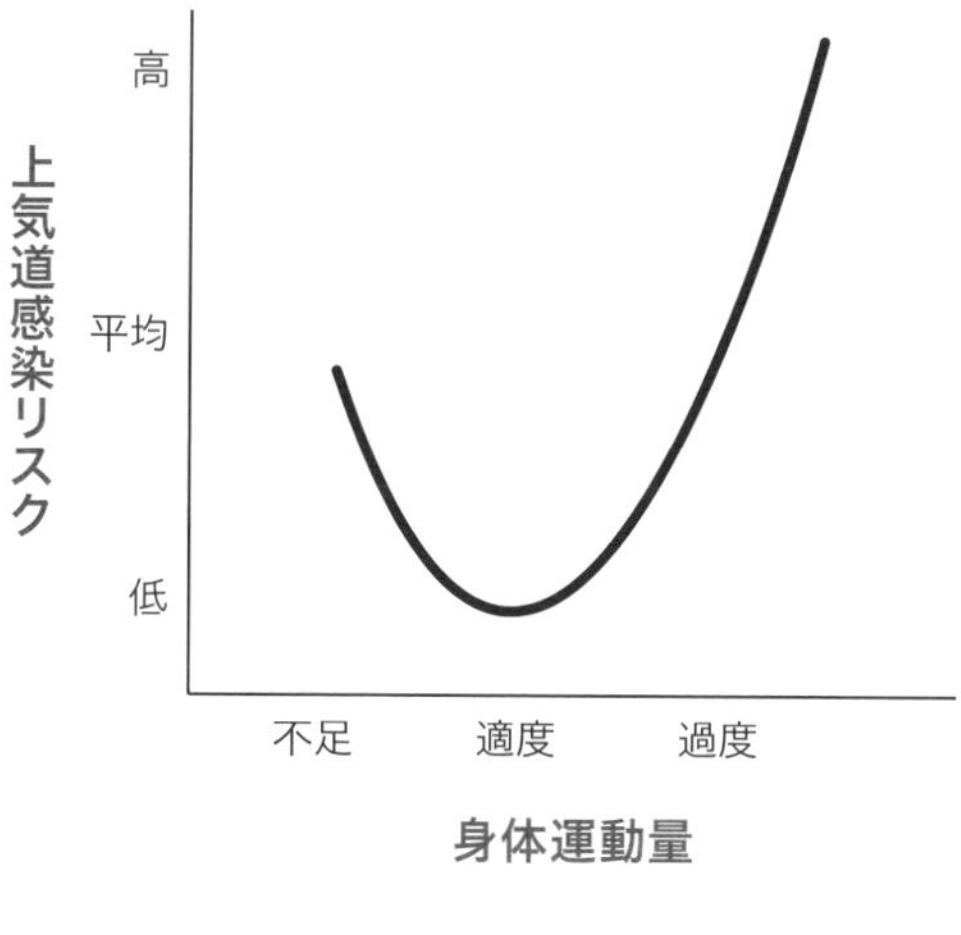

出典：Med Sci Sports Exerec1994;26:128

運動不足は禁物ですが、過度な運動も体に負担で免疫力も落ちやすい。グラフは、運動量と上気道感染症（かぜ）リスクの関係。“J”型なので、Ｊカーブ効果と呼ばれます。血糖値やコレステロール値などの、生命現象に不可欠な物質の値も、下げすぎると死亡率が上がるＪカーブ効果が生じます。

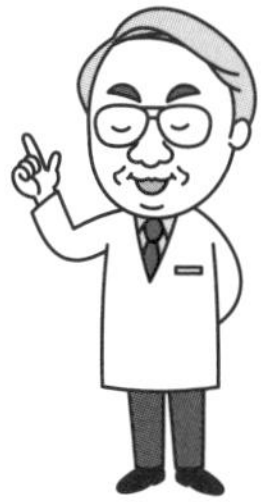

11

筋トレは「朝」「空腹時」「がんばりすぎ」を避けて

フラフラしたり、あくびが出たらすぐ切り上げる

足腰をきたえるスクワットなど、シニアの筋トレが盛んです。文部科学省は2014年、「70歳以上の高齢者の体力が年々向上し、15年間で5歳若返った。各地にスポーツクラブなどが増えて、所属する人は70歳代で40％前後にのぼる」と、明るいニュースを発表しました。

体力は何歳になっても伸びるし、筋肉も増やせる。よし、がんばろう！　と一念発起したかたへ。「朝」「空腹時」「がんばりすぎ」を避けてください。

人の血管は年をとると硬く細くなるので、無酸素運動（酸素を使わずに、筋を収縮させるエネルギーを作りだす運動）である筋トレ中の「息を止める」動作で血圧が急上昇しやすい。特に寒い日と早朝はもともと血圧が高めなので要注意です。ハードな筋トレで動脈硬化が進む、というデータがいくつもあります。また筋トレ中は筋肉にドッと血液が流れこむので脳が酸欠になりやすく、さらに脳も筋肉もブドウ糖がエネルギー源なので、低血糖も起きやすいんです。

がんばって足腰が強くなっても、血管がブチッといったり、低血糖で昏倒して頭を打ったりしたら元も子もありません。筋トレ中にあくびが出たり、気分が悪くなったり、フラフラしたら、脳のSOSなのですぐに切り上げましょう。

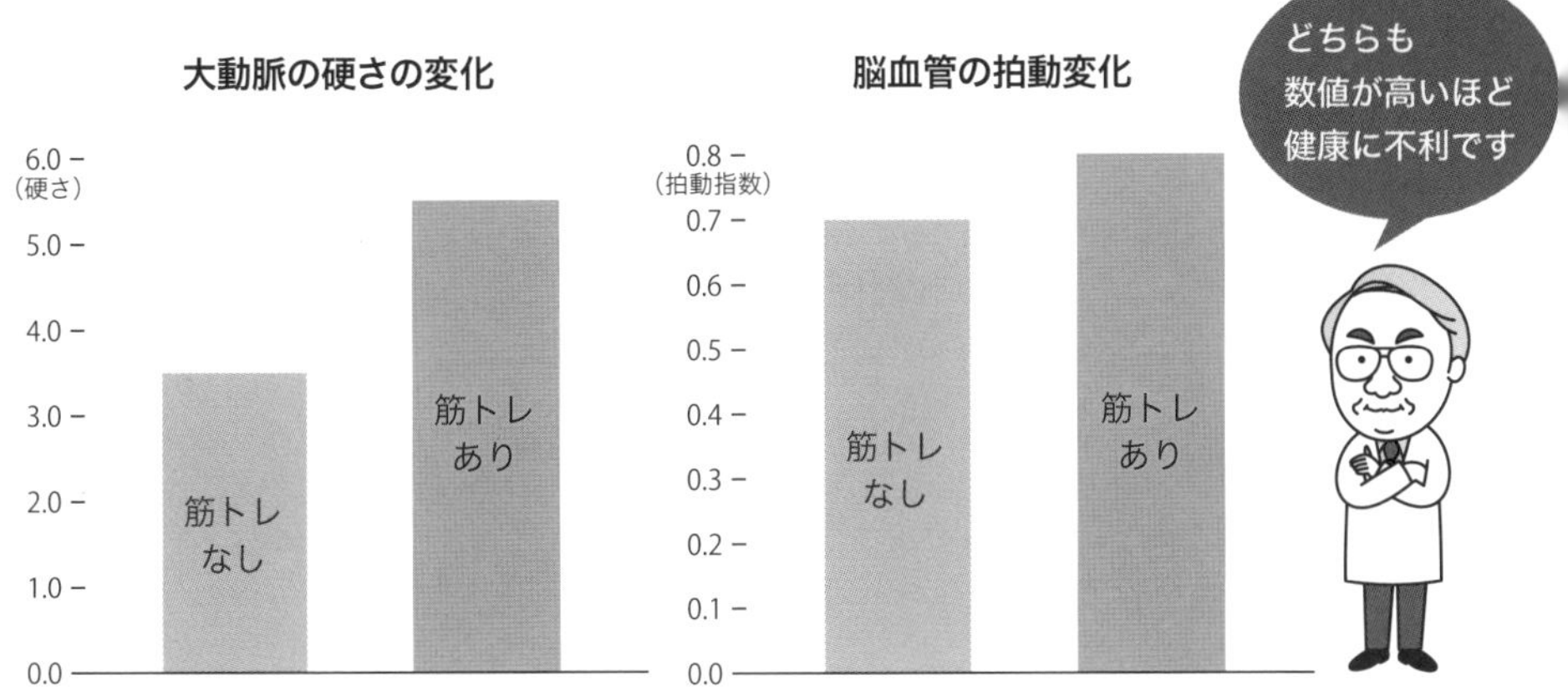

出典：Am J Hypertens 2018;31:811

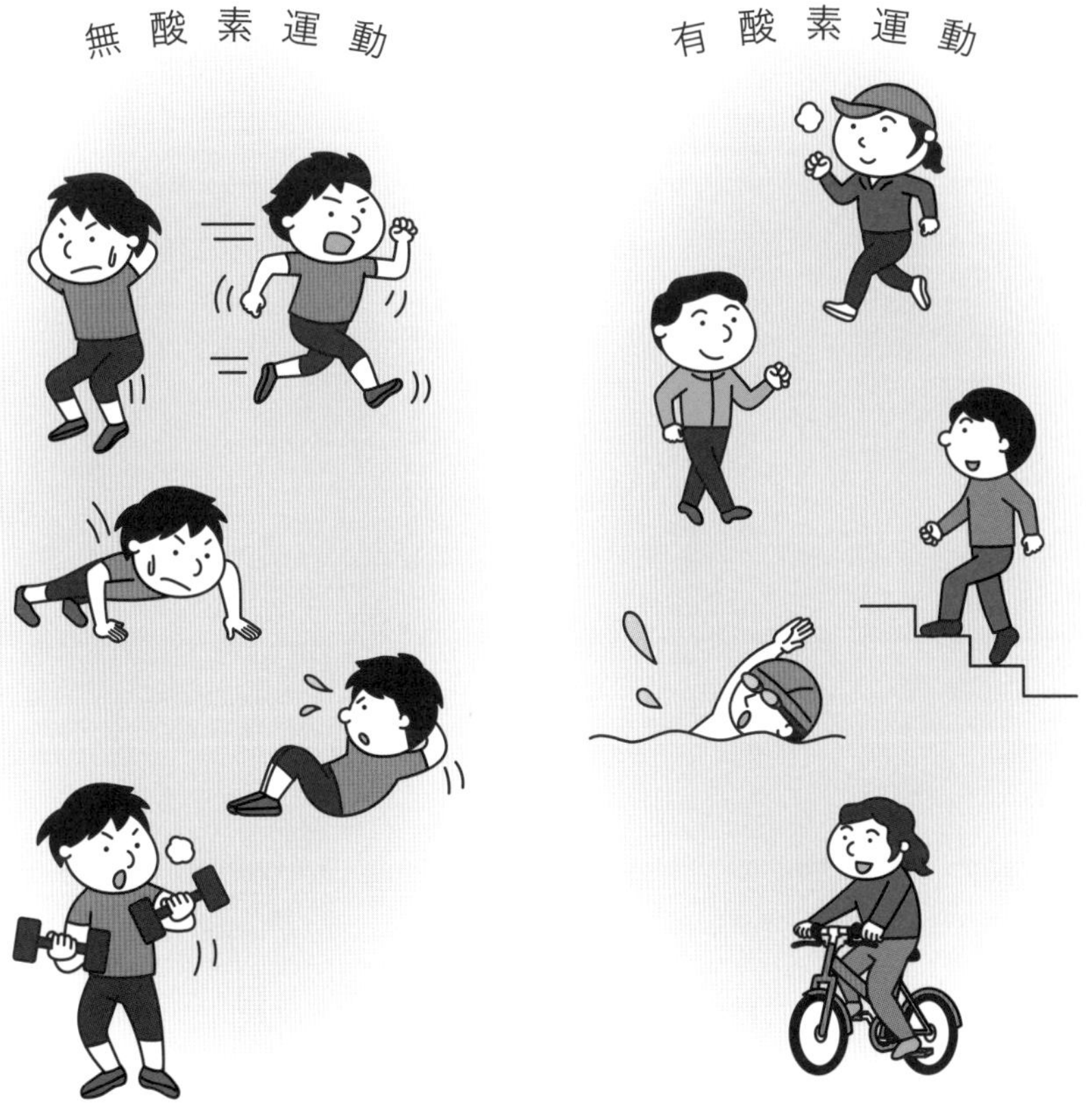

12

プラセボ（ニセ薬）効果のマジック。信じる者は、思いこみで痛みがとれる

「効く」と信じこませる手口にご用心

サプリはお金のムダ、というデータをＰ26で紹介しましたが、患者さんからは「このサプリを飲み始めてから、体調がよくなった気がします。あの有名人もすすめているし…」という声も聞きます。

そんなとき僕は、「プラセボ（ニセ薬）効果」の話をします。痛み、不眠、ウツなどに苦しむ人に「画期的な新薬です」と言って薬効のないニセ薬を飲ませると、3～4割の人が「効いた」と言う。「良薬を処方された」「効きそうだ」という信頼や期待の力は絶大なんです。ニセ薬とわかると効果は消えます。逆の「ノセボ効果」もあり、たとえば「副作用で吐き気がおきやすい」と言われると、ニセ薬なのに多くの人が吐き気を訴える。まさに「病は気から」です。

民間療法で荒稼ぎする医者は、プラセボ効果を巧みに利用しています。たとえば「免疫療法」の有名クリニックは一等地に立派な施設を構え、大学教授を顧問にし、証拠のない治療実績をハデにＰＲして料金は超高額。欧米では詐欺になるデタラメ医療ですが、悪徳医は人々がブランドや名声に弱くて、権威ありげに見せかければ「効きそう」と期待して大枚をはたいてくれることを、よく知っているんです。

有名人がすすめるサプリに手が出て、効いた気がするのもプラセボ効果です。

ニンニク・卵黄配合食品による疲労改善効果

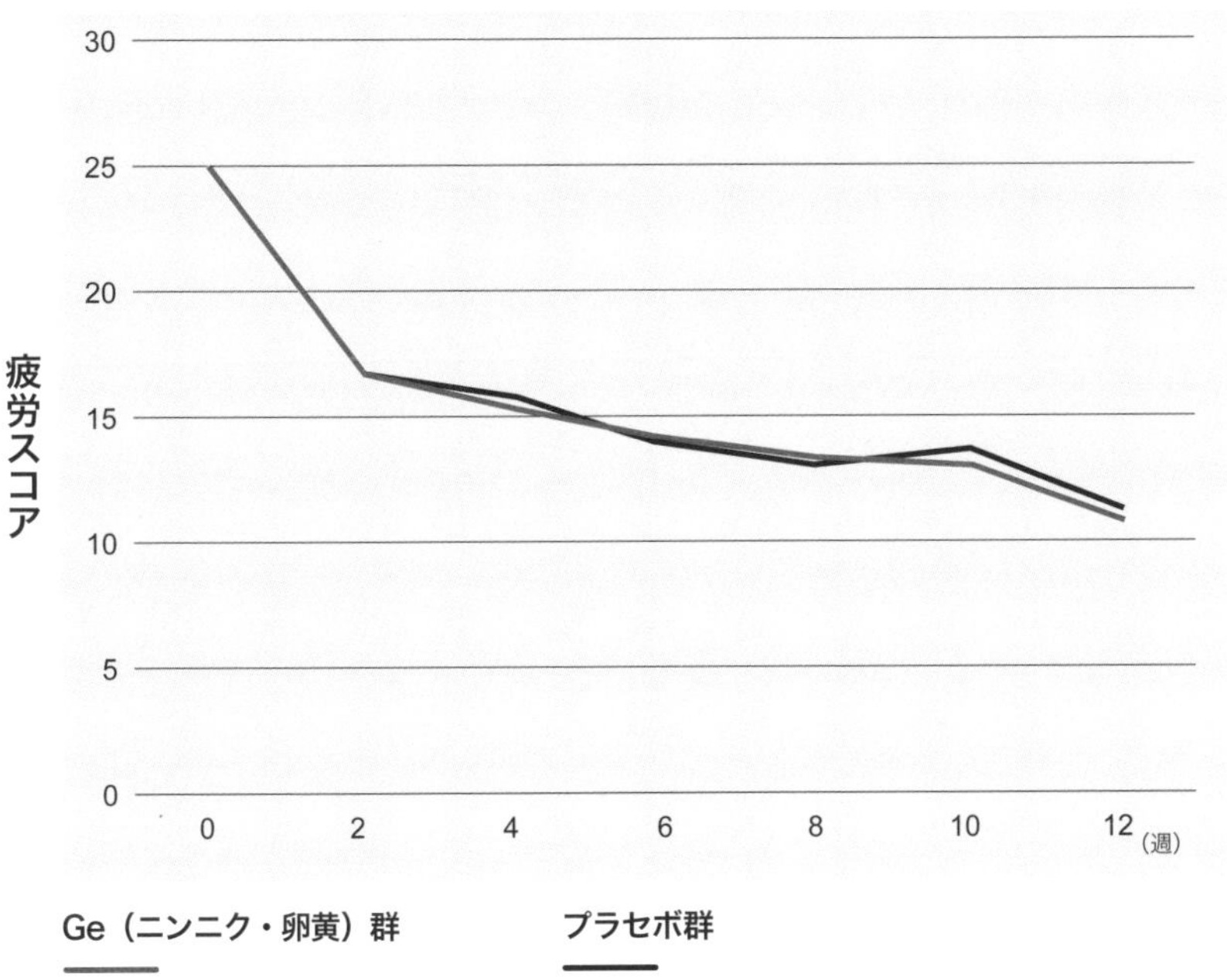

出典：薬理と治療 2016;44:583

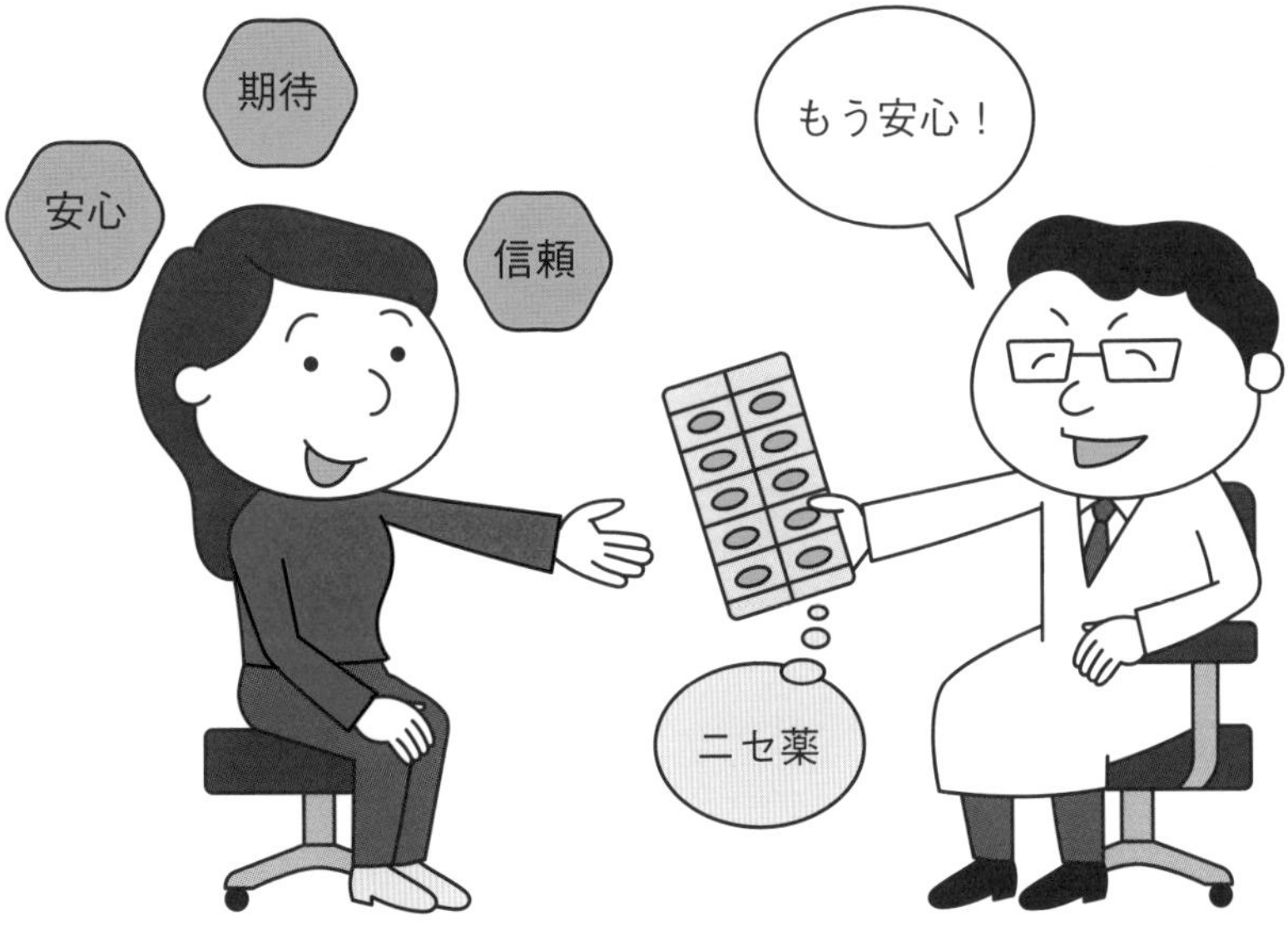

13

水素水も、クラスター水も、海洋深層水も、ただの水

高いだけで病気にも美容にも効かない

水道水を1日1リットル飲むと、1年365リットルで約60円。ペットボトル水なら、約58400円。その差、およそ千倍！（名古屋市上下水道局の広告）。私たちは安全で安い水道水に恵まれています。

水道の水が飲めるのは世界196カ国中たった15カ国（国土交通省発表）で、大腸菌など有害物質の基準値も日本は世界一厳しい。オゾンや活性炭による浄水処理で都市の水もおいしくなって、毎年の「目隠し味比べ」コンテストで、「東京水」の成績はいま、ミネラルウォーターと互角です。世界自然保護基金の見解は「ペットボトル水が水道水より安全で健康によいとは限らない」。

しかし「ペットボトル水の方が体にいい」と信じる人は多く、「水素水（水素分子を溶解）」「アルカリイオン水・還元水（弱アルカリ性）」「ナノクラスター水（低分子化）」「海洋深層水（深海採取）」などの高額商品も続々と売り出されています。水素は体内でも発生し、おならをガマンすれば大量に吸収できますが、効能なんてありません。その他の世に出回るさまざまな○○水も、健康や美容に役立つ効果が証明されたものは皆無です。なのに「糖尿病に効く」とか「お肌にハリとツヤを与える」「ダイエットに最適」などとホラを吹く医者が大勢います。だまされないでください。

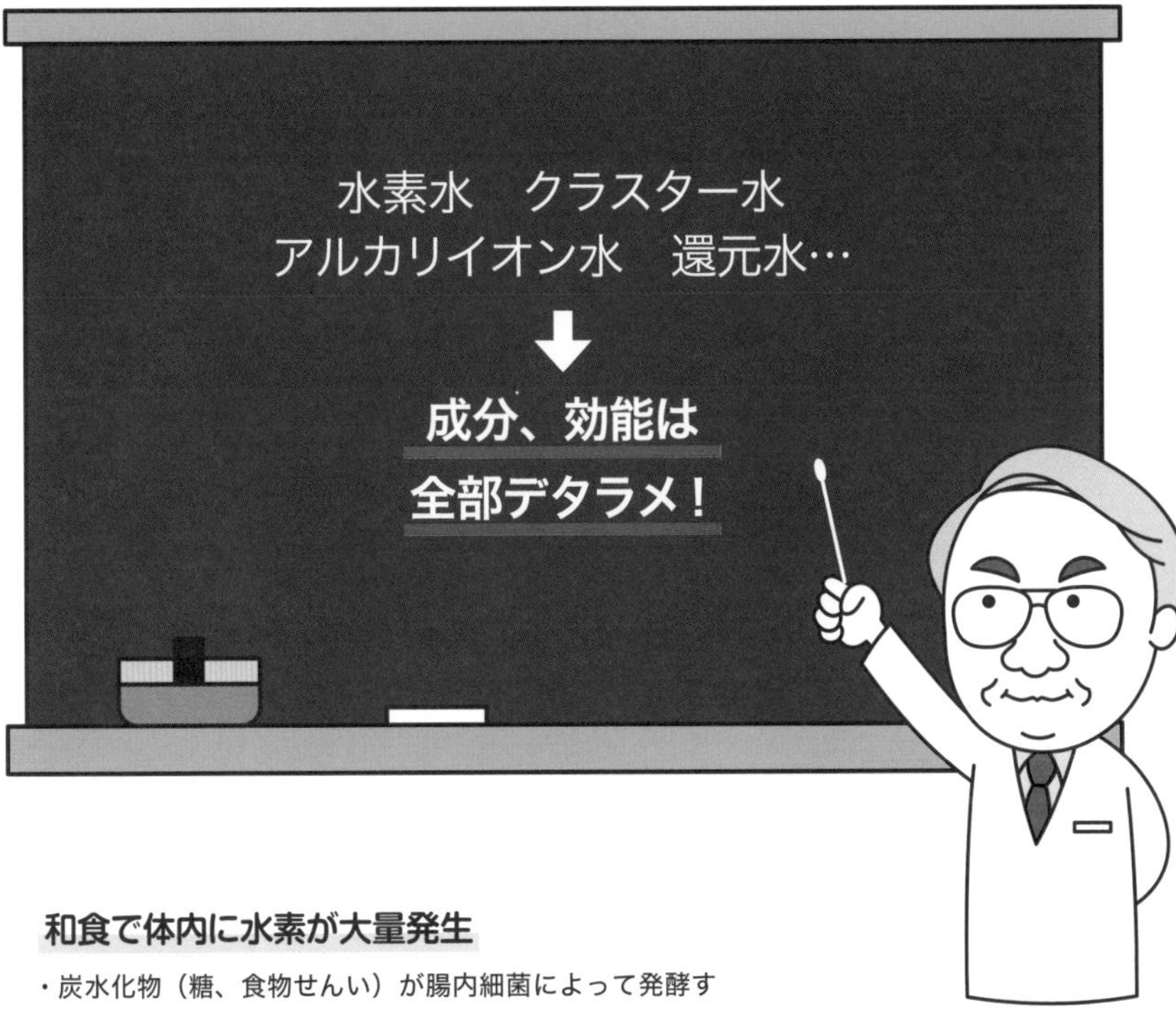
水素水　クラスター水
アルカリイオン水　還元水…
成分、効能は
全部デタラメ！

和食で体内に水素が大量発生

- 炭水化物（糖、食物せんい）が腸内細菌によって発酵するときに、水素ガスが発生します。
- 和食は食物せんいが豊富なので体内に水素が大量生成されます。（ただし、健康効果は不明）

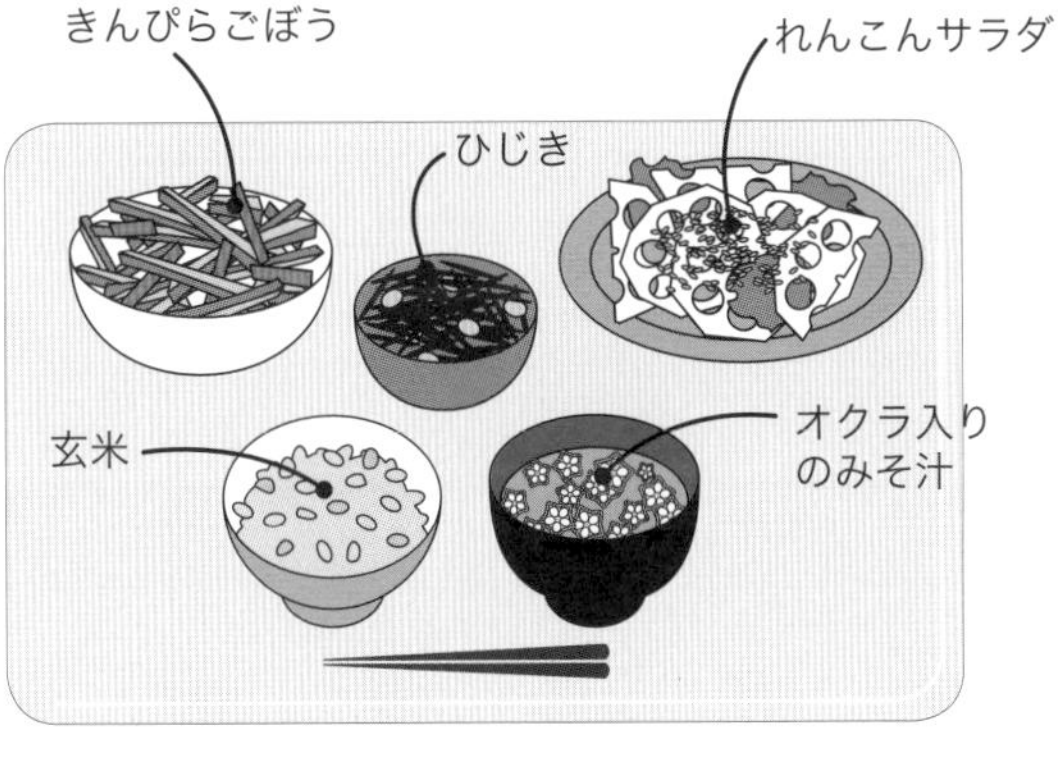

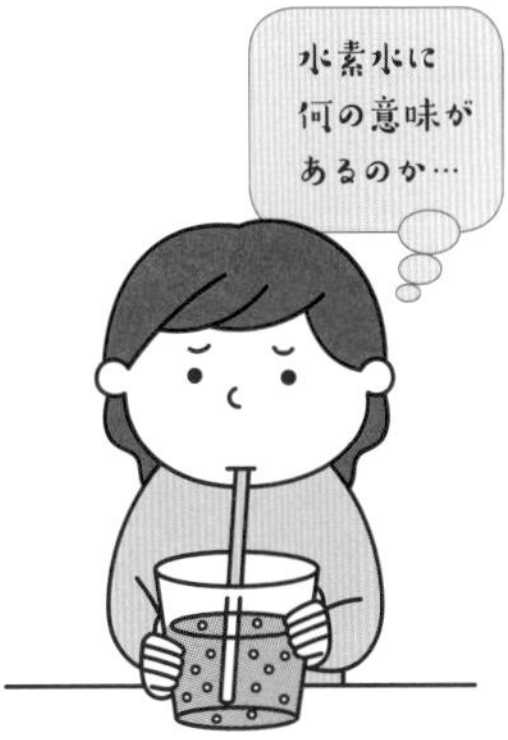
水素水に何の意味があるのか…

14

水も、飲み過ぎれば毒。「水中毒」で低ナトリウム血症に

1日2～3リットルも水を飲むと腎臓が過労に

大量の水を飲む健康法が広がって、医師たちも「便秘解消には1日2リットル」とか「1日3リットルのミネラルウォーターで健康ダイエット」などとすすめていますが、水も飲み過ぎれば毒です。

腎臓は、血液中の老廃物や有害物質をろ過して尿として排出し、体内のナトリウム濃度を一定に保っています。大量の水を飲むと腎臓は処理に追われ、血液内の水分量が増えることで「水中毒」と呼ばれる低ナトリウム血症（血液中のナトリウム濃度が低下し、頭痛、だるさ、嘔吐、呼吸困難、死亡）の原因にもなります。1日2～3リットルも水を飲み続けたら、頻尿、むくみ、下痢なども起きやすくて、健康ダイエットどころか、やつれてしまいます。

人間の生存に必要な1日の水分は体重の4％（体重50kgで2リットル）とされますが、食事やお茶から1日1リットルかそれ以上の水分が摂れるし、日本は湿気も多い。

水は、飲みたいとき飲めば充分です。

ただ、高齢になると自分の「乾き」に気づきにくく、水分不足で脱水や熱中症になる人も多い。「朝起きたときとお風呂の前後は必ず水を飲む」、などの習慣をつけるといいですね。たくさん汗をかいたときは、水だけでなく塩分（ナトリウム）も摂ってください。

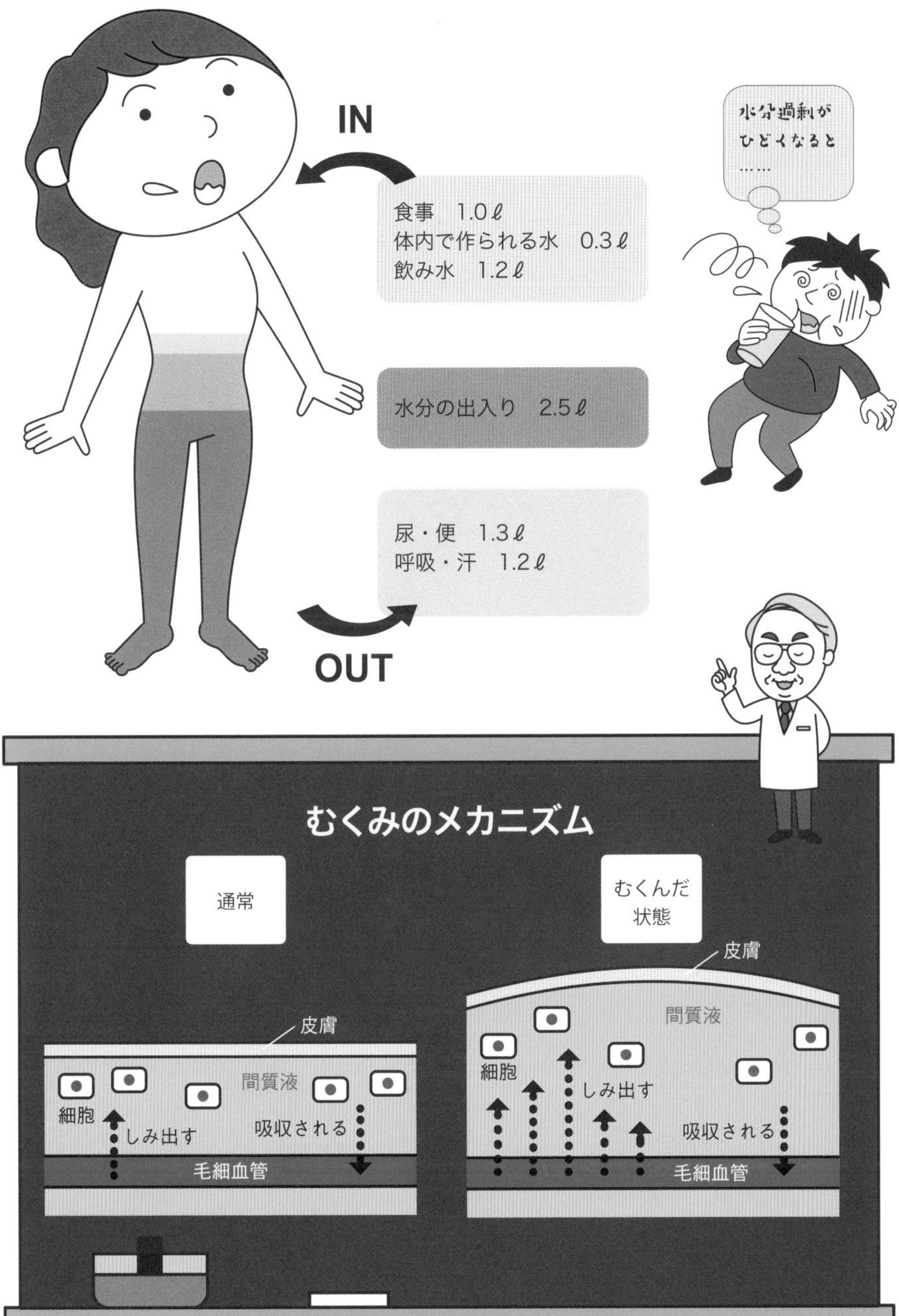
IN
食事　1.0ℓ
体内で作られる水　0.3ℓ
飲み水　1.2ℓ
水分の出入り　2.5ℓ
尿・便　1.3ℓ
呼吸・汗　1.2ℓ
OUT
水分過剰が
ひどくなると
……
むくみのメカニズム
通常
皮膚
間質液
細胞
しみ出す
吸収される
毛細血管
むくんだ
状態
皮膚
間質液
細胞
しみ出す
吸収される
毛細血管

15

高濃度ビタミンC点滴は人間のがんには効かない

試験管内と体内は、全く違う

がん患者さんから「高濃度ビタミンC点滴（高用量ビタミンC療法）をどう思われますか？」と、よく聞かれます。僕の答えは「詐欺ですよ。人間のがんに効くという証拠はひとつもなくて、欧米で治療として行うと医師免許をはく奪されるのに、日本は野放し。困ったものです」。

最初に「高用量ビタミンCが、がんに効く」と唱えたのはライナス・ポーリング博士。1954年に化学賞、62年に平和賞と2回もノーベル賞に輝いた偉人で、その新説には世界の期待が集まりました。過去2回、米国屈指の大病院「メイヨー・クリニック」などによる、本格的な比較試験も行われたのですが、結果は2回とも「がん患者に投与しても、生存期間は延びない」。

21世紀になって米国「国立衛生研究所（NIH）」の研究者が「培養細胞にビタミンCを加えるとがん細胞は死に、正常細胞は影響を受けなかった」と報告して、高容量ビタミンC療法は再び脚光を浴びます。でも、これも試験管内だけの話でした。

それを日本の医師たちはHPなどで「超高濃度のビタミンCは、正常な細胞に影響を与えず、がん細胞だけを殺す、副作用のない理想的な抗がん剤」「がん治療に効果があることが近年報告されて」などと宣伝して、点滴は大繁盛です。

高用量ビタミンCとプラセボ、それぞれのグループの生存率
（大腸がん、胃がん・膵臓がん・肺がんなど）

高用量ビタミンC群とプラセボ群の生存曲線は、ピッタリ重なっています。
これでは「高用量ビタミンCは無効」と評価するほかありません。

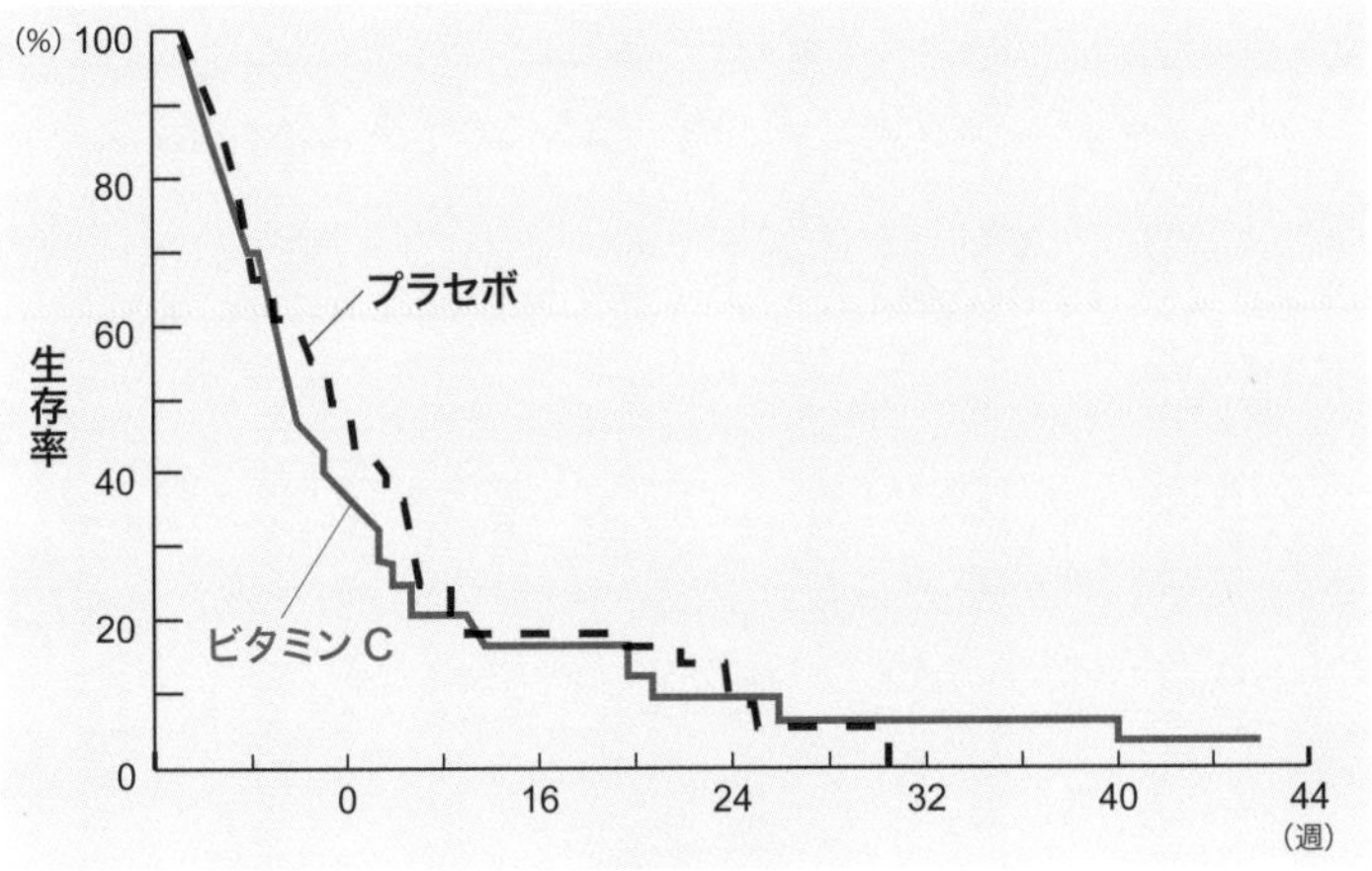

出典：N Engl J Med 1979;301:687

今度は大腸がんだけで実験してみると…

高用量ビタミンCとプラセボ、それぞれのグループの生存率

今度は、プラセボ群のほうがむしろ後半、長生きする人が多くなっていました。
これで「ビタミンCは効かない」ということで一件落着。

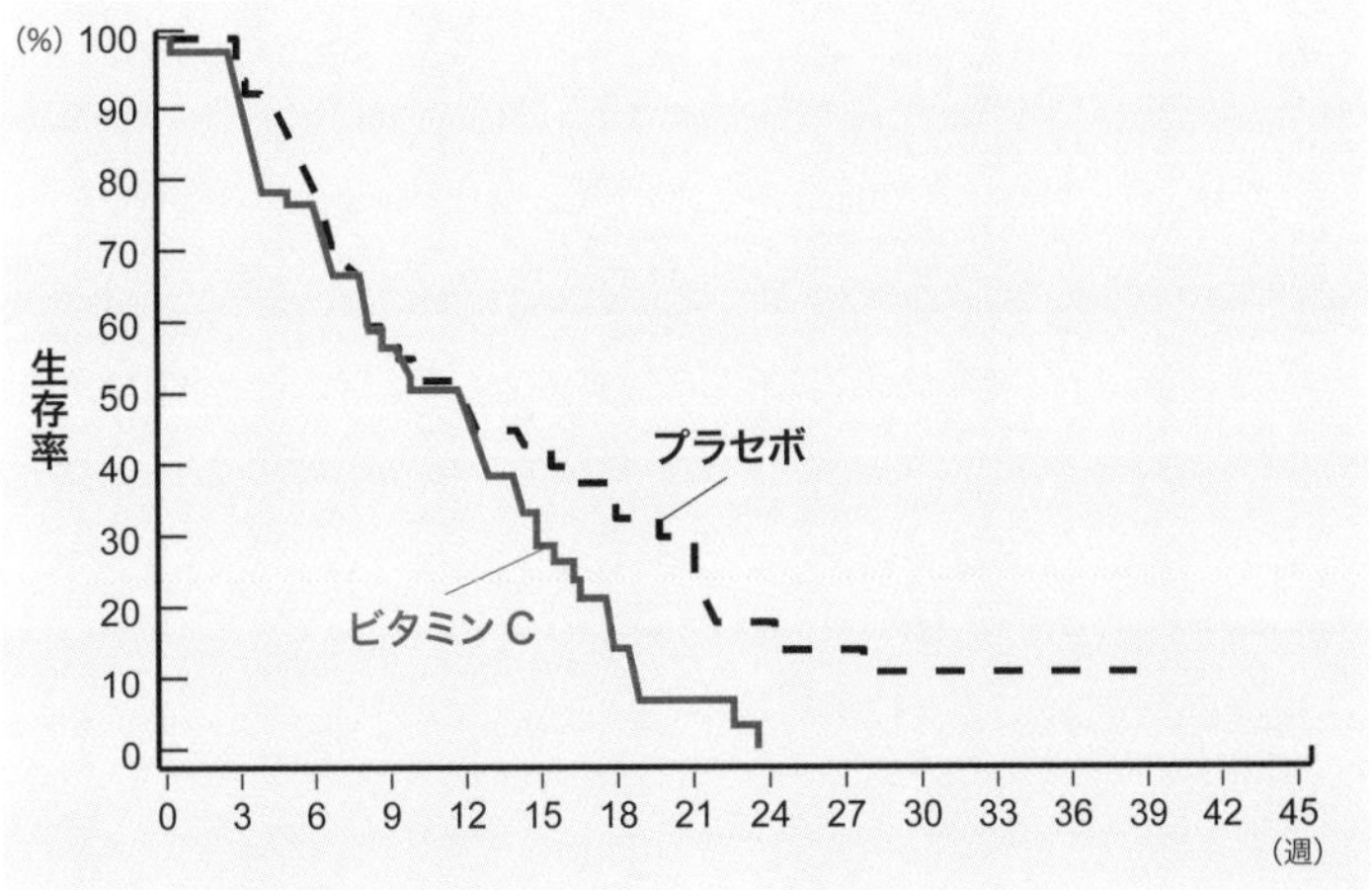

出典：N Engl J Med 1985;312:137

16

アンチエイジングは「若見せ」ビジネス

細胞から若返る、なんてありえない

老いたくない。若返りたい。アンチエイジング（抗老化）は人類の悲願。ヒトの細胞から皮膚や臓器を作れる「多能性幹細胞」（ｉＰＳ細胞など）による再生医療も、期待をかきたてます。しかし拒絶反応、がん化、変異のリスク、莫大なコストなど、実用化を阻む難問は山積み。とても民間クリニックや化粧品・エステなどの手には負えないのに、偽りの「幹細胞療法」「幹細胞コスメ」などが続々。「あなた自身の幹細胞が活性化」「細胞から若返る」…ウソ八百です。

へその緒の、幹細胞を含む「臍帯血」を無届けで投与していた医師らが以前、逮捕されました。安全性も有効性も不明の「美容・抗加齢」「がん治療」などをうたって、自由診療費は約３００万円。芥川賞作家・高橋《たかはし》三千綱《みちつな》さんとの対談では、健康な人の幹細胞を注入する療法に５００万円使ったと聞きました。酒浸りの肝臓を再生したかったそうですが、僕が「他人の幹細胞は異物ですから、体に入れたとたん白血球に瞬殺されますよ」と言ったら「瞬殺、ですか…」と絶句されていました。

人が老いて死ぬ事実は変えられず、アンチエイジング商売はまやかしか、若く見せる整形や化粧のことです。自力で心身脳をよく使って、シャキシャキ動ける時期を延ばすのが、最高の老化予防です。

加齢にともなう生体機能の低下

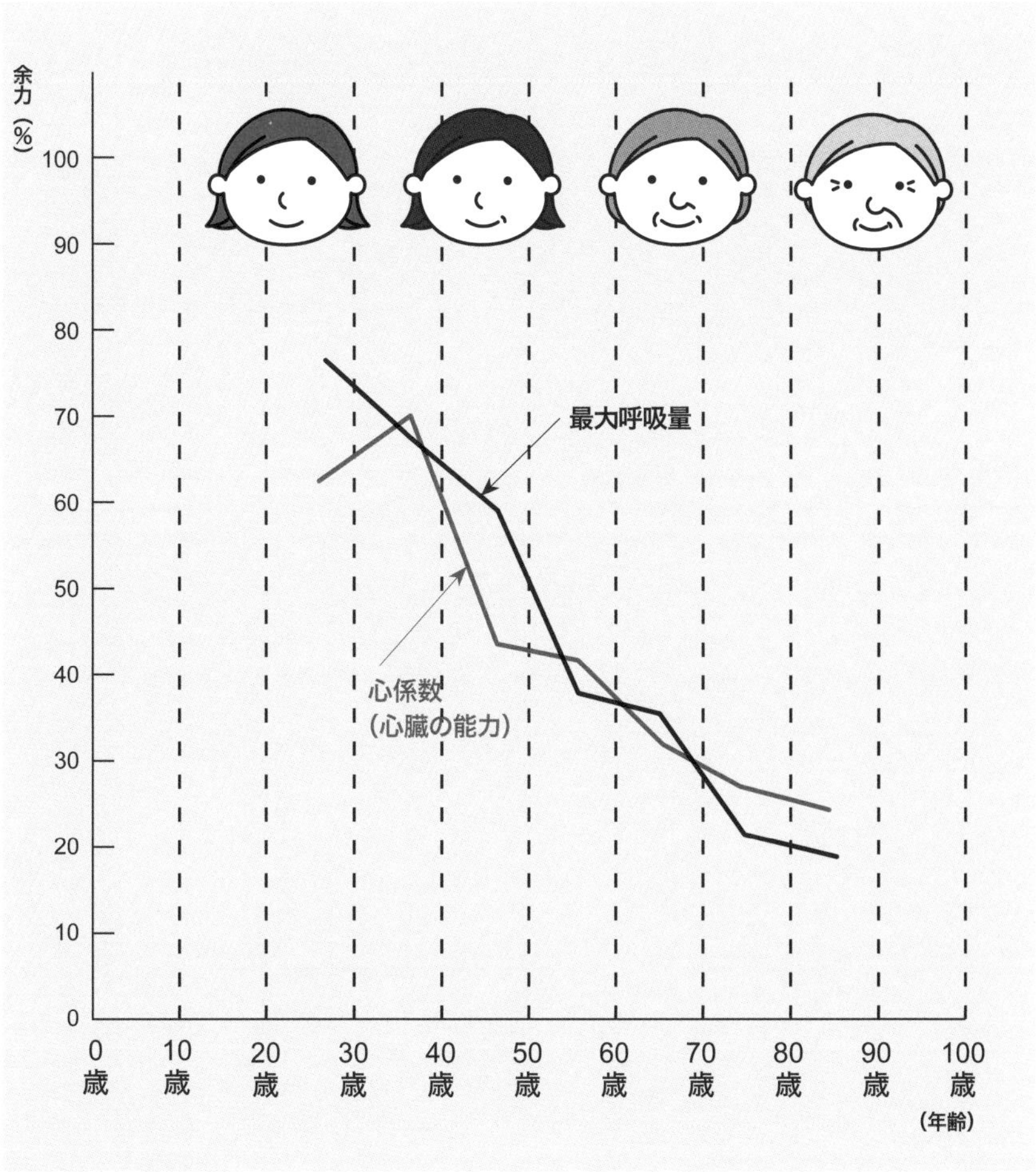

出典：Science 160;132:14

17

実はあぶないゴルフ。55歳以上の「スポーツ中の突然死」1位

早起き、緊張、脱水、サウナ…血圧が乱高下しやすい

健康そのものだったスポーツ選手や役者の突然死（発症から24時間以内の病死）が、よく話題になりますね。救急搬送される心停止傷病者は、年間約12万6千人。心筋梗塞、狭心症などの「心臓突然死」が6割、約7万6千件（消防庁2015年発表）を占め、これだけで交通事故死の20倍。

ゴルフ好きの男性を、ギクリとさせるデータもあります。東京都監察医務院が調べた、過去50年に都内で運動中に突然死した534人のうち8割以上が男性で、55歳以上はゴルフ中が最多でした。

ゴルフは、実はストレスや血圧の乱高下が大きいスポーツです。メンバーを揃えて日程が組まれ、接待・つきあいも多いので簡単には断れない。早朝スタートに合わせ、寝不足や二日酔いでも無理して早起き。グリーン上では「スコアをまとめたい」「ヘマしたくない」と、一打ごとに一喜一憂。パットとティーショットのとき緊張して息を止めることも、心筋梗塞を招きやすい。夏の炎天下の脱水、日射病、熱中症。秋冬は寒さで血管が縮み、プレー後のサウナでまた血圧が大きくブレます。ゴルフ場はたいてい郊外にあるので、一分一秒を争う命の瀬戸ぎわに、救急搬送に時間がかかるのもネックです。シニアになったら、ゴルフは気心の知れた仲間と余裕をもって楽しんでください。

スポーツ種目別の突然死発生数

	～39歳		40～59歳		60歳～		全体	
1位	ランニング	114	ゴルフ	41	ゲートボール	44	ランニング	114
2位	水泳	58	ランニング	33	ゴルフ	40	水泳	58
3位	サッカー	24	水泳	14	ランニング	18	サッカー	24
4位	野球	21	スキー	12	登山	11	野球	21
5位	体操	16	登山	11	水泳	8	体操	16
	その他	99	その他	55	その他	26	その他	99
	計	332	計	166	計	147	計	645

高田英臣、村山正博『スポーツ中の突然死』日本内科学会雑誌（1998）より

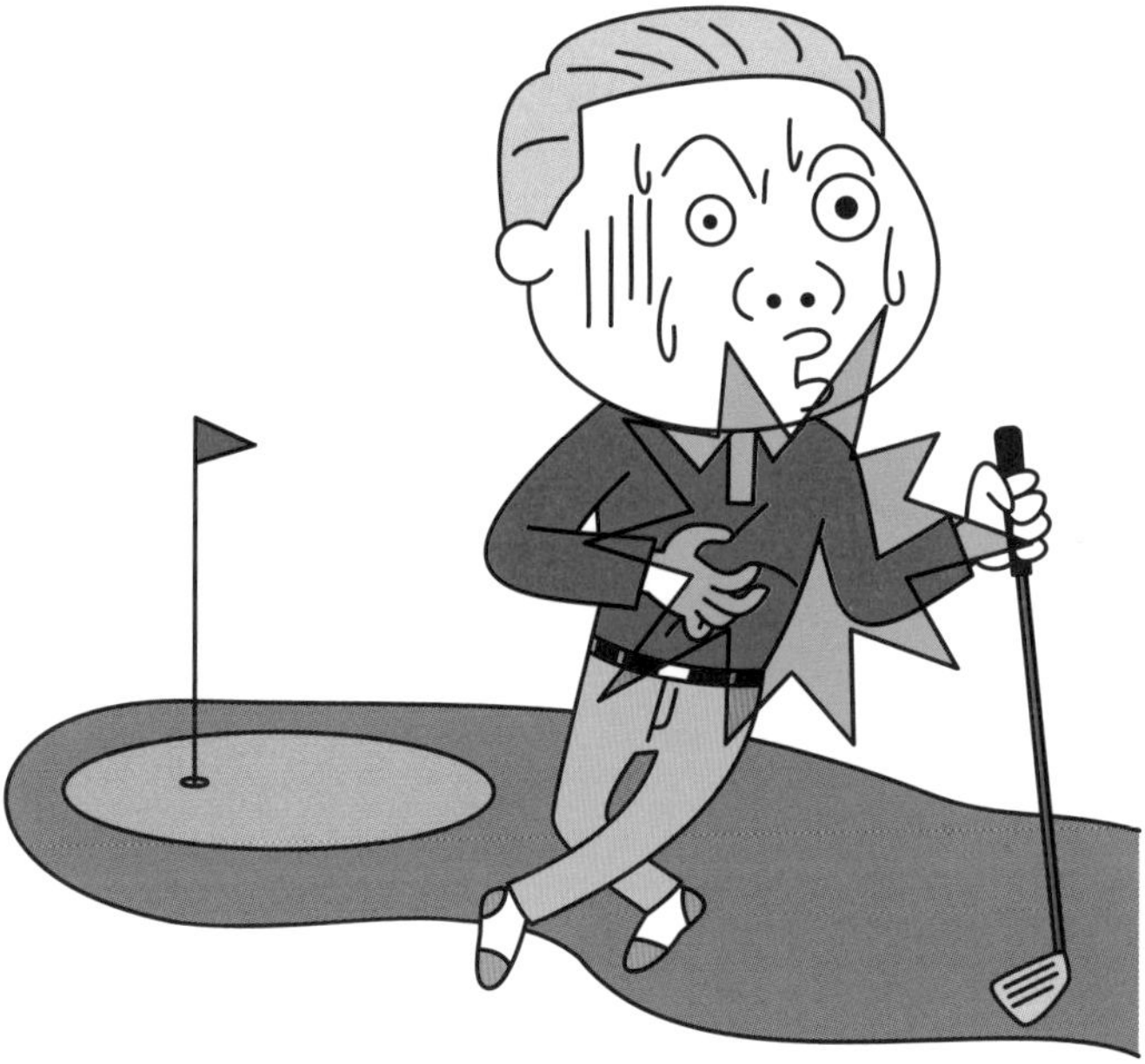

18

椎間板ヘルニア、痔、脳動脈瘤の手術は、欧米では非常識

「切りましょう」は人工的な大ケガへの誘い。できる限り避ける

お笑い芸人の名倉潤《なくらじゅん》さんが2019年、うつ病のために休養して話題を呼びました。発表された原因は「頸椎椎間板ヘルニア手術の侵襲《しんしゅう》という、普段の生活圏にはないストレス」。聞き慣れない「侵襲」という言葉は医学用語で、手術や検査、薬などで患者の心身を傷つけることを指します。

椎間板ヘルニアはゼリー状の内部組織が飛び出して神経を圧迫し、痛みを招くとされています。が、不明な点が多く、手術後に悪化することもよくあります。日本では、かつて椎間板ヘルニアと見れば切っていましたが、欧米では昔も今も、手術はほとんど行われていません。日本でも近年、手術のダメージに光が当たり、ストレッチなどで自然治癒をうながす療法が主流になっています。痛みがひどいかたも、時間がたつとほとんどは自然に治るので、しばらく様子を見てください。日本の外科は昔から「悪いものを見つけたら即、メスで切り取る」流儀。脳動脈瘤や痔の手術も、侵襲が大きいので欧米ではまれですが、日本では全盛。がんも、必要もないのに切りまくっています。

手術は人工的な大ケガ。傷口がくっつくとき周囲の組織と癒着してケロイド、腸閉塞などをもたらすリスクだけとっても、体の大災害です。心身を痛めない治療法を、よくよく調べてください。

椎間板ヘルニア

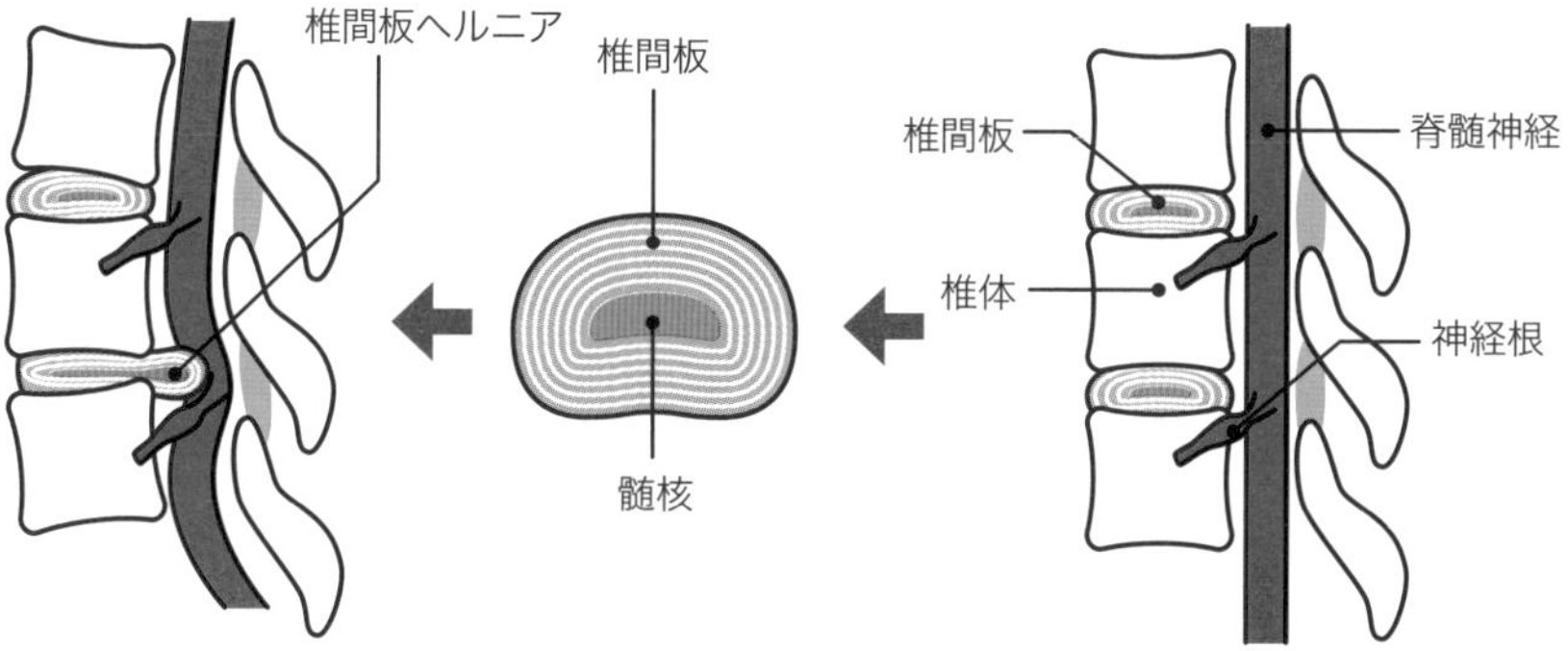

椎体の間にはさまれている椎間板がつぶれて、中にある髄核が飛び出したのがヘルニア。神経がヘルニアで圧迫されると痛みが出るとされる。

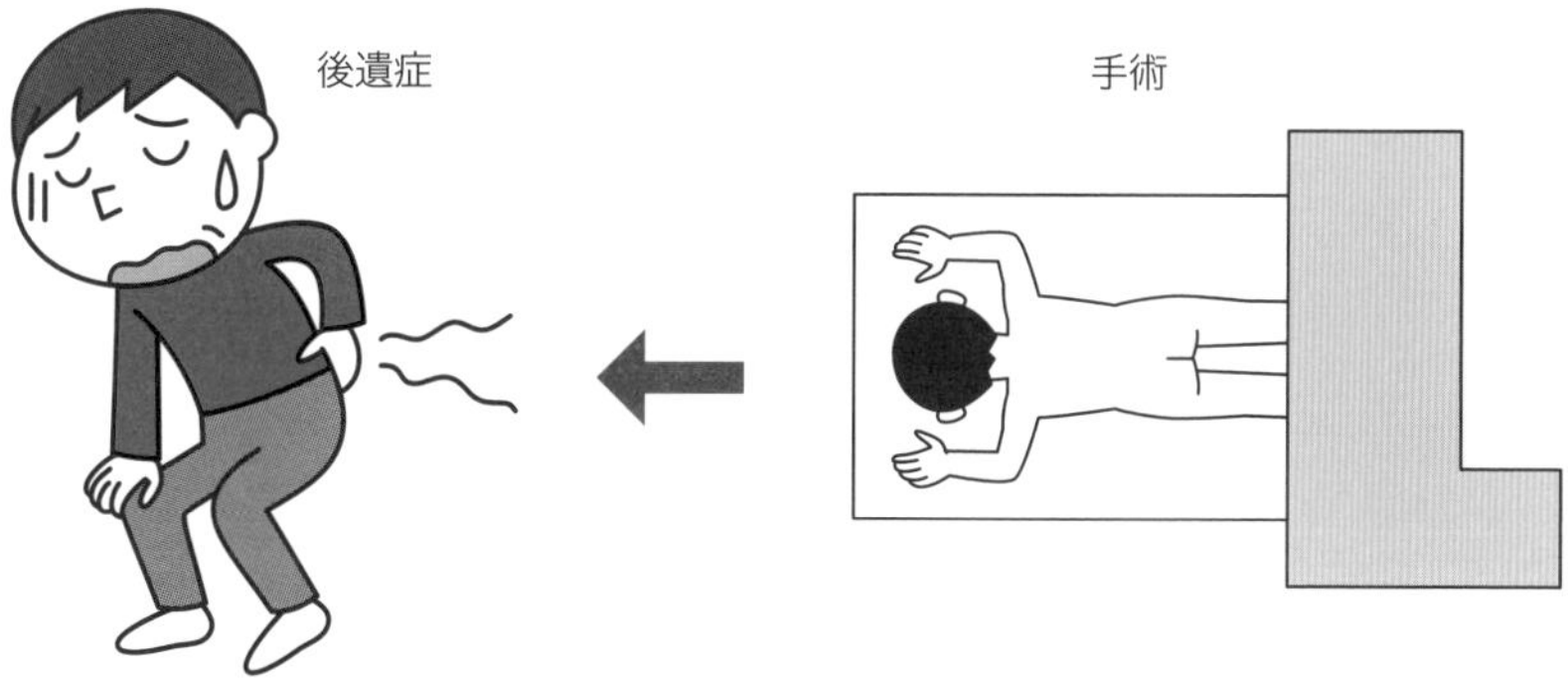

手術をしても後遺症に悩む人が多い

19

歯磨きで虫歯ができる。ゴシゴシで亀裂、歯ぐきのトラブルも

ガム噛みで唾液を増やして虫歯予防

歯科医の言うとおり、朝昼晩ていねいにブラッシングしているのに虫歯が多い。歯ぐきから血が出る。歯がグラつく…と悩んでいる人は多いですね。

歯磨きの目的は、虫歯や歯肉炎を引き起こす、プラーク（細菌のカタマリ。歯垢）を除くこと。でも、歯を覆う硬いエナメル質の表面には細かい凸凹が無数にあるし、歯と歯、歯と歯ぐきの間はミゾだらけなのでプラーク一掃は難しい。ゴシゴシ磨くとかえって、エナメル質に亀裂ができてプラークの温床になったり、歯ぐきも傷つけます。

歯と歯ぐきの守り神は、唾液です。唾液には免疫物質やタンパク質、カルシウムなどが含まれるので、エナメル質の修復（再石灰化）に働きます。口中を洗浄・殺菌する作用もあり、食べかすやプラークを洗い流してくれます。おすすめは「ガム噛み」。噛めば噛むほど唾液がたっぷりわいて、歯ぐきのマッサージにも最適です。また、アゴをよく動かすから、歯を支える骨も強くなる。

100歳を過ぎて元気な人の食事の映像を見ると、みなさんアゴをちゃんと動かして、食べ物をよく咀嚼しています。最後まで自力で食べられることは、なによりの幸せですね。シュガーレスのガムをしょっちゅう噛んで、豊富な唾液と健康な歯、丈夫なアゴを、なるべく長く維持しましょう。

歯の構造

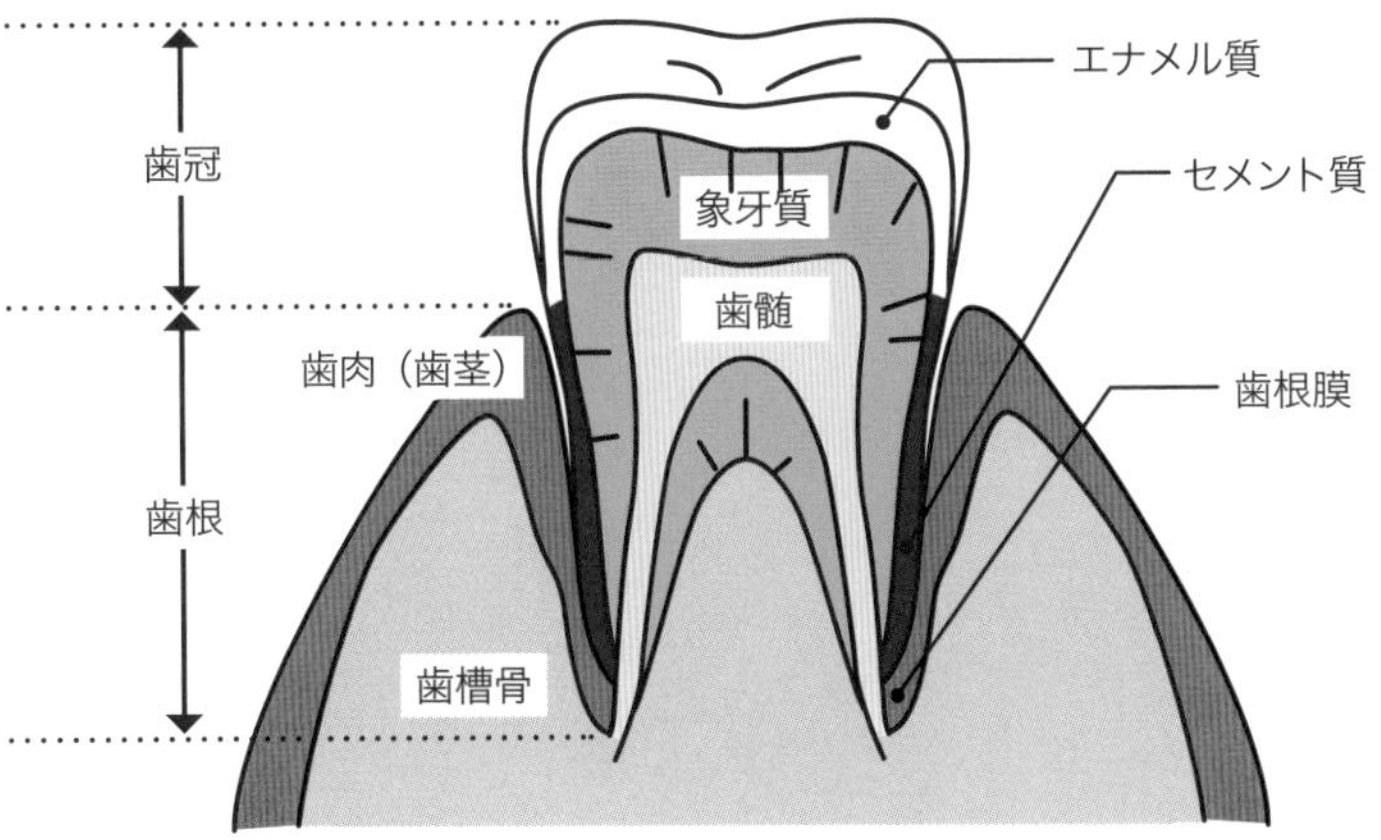

歯をゴシゴシ磨きすぎると小さな亀裂が入ることがある。虫歯菌がその亀裂に入って虫歯が悪化することも！

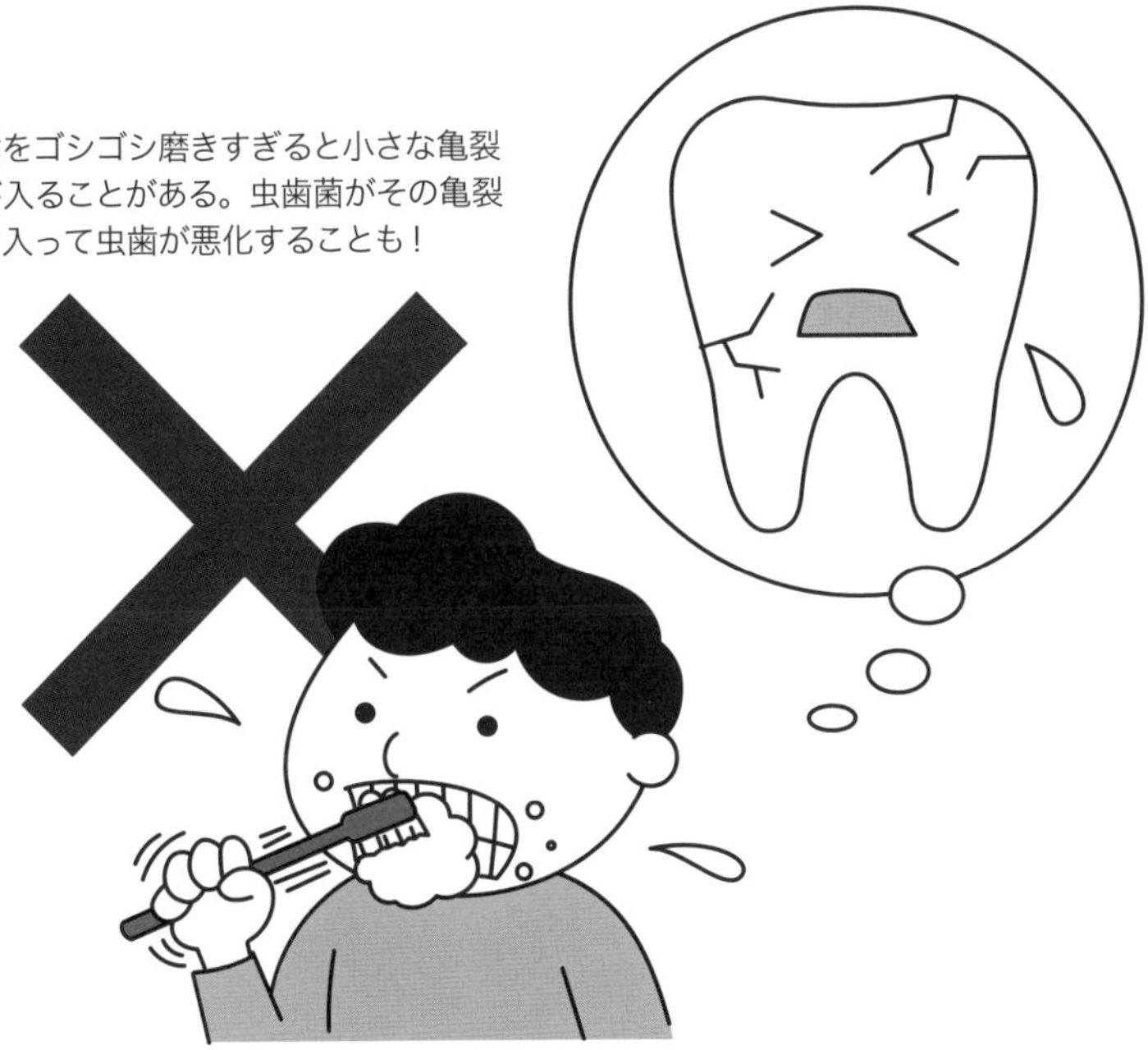

20

ラストステージの点滴、肺炎の抗菌剤は苦しみのもと

終末期には、むくみや呼吸苦を招くだけ

「点滴で栄養を入れますね」。患者さんに死が迫ってほとんど食べられなくなると、医者は点滴を始めます。患者の家族が「せめて点滴を」と頼むことも多い。死にゆく体に針を刺して栄養や水分を入れても苦痛を与えるだけなのですが、医者は「なにもしてくれなかった」と責められずにすみ、家族は「なにもせずに逝かせた」と後悔しなくてすむ、という、周囲の事情が大きいと思います。

しかし、終末期の患者に点滴はむごい「むくみ」をもたらします。心臓ポンプや腎臓の働きも落ちているので、入ってきた水はたまる一方で、手足がひどくむくんだり、肺が水浸しになって溺れる苦しみを味わう。しかし医者は点滴をやめず、さらに無意味な酸素吸入を加えたりします。なにもしないで枯れるように逝くのがいちばんラクなのに、患者さんがかわいそうです。

「治さない肺炎」。これは「成人肺炎診療ガイドライン２０１７」に示されています。肺炎死の97％は65歳以上で、いままでは最後まで抗菌剤を使っていました。が、欧米では「人生の最終段階の肺炎は治療しない」のが一般的です。死を少し先送りできても肺炎は必ず再発し、また呼吸苦などに苦しむことになるから。日本でも、「穏やかに死ねる医療」が当たり前になるといいですね。

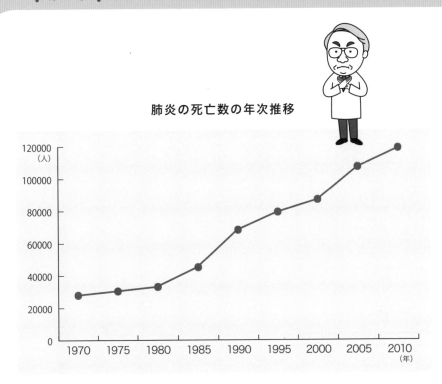

肺炎の死亡数の年次推移

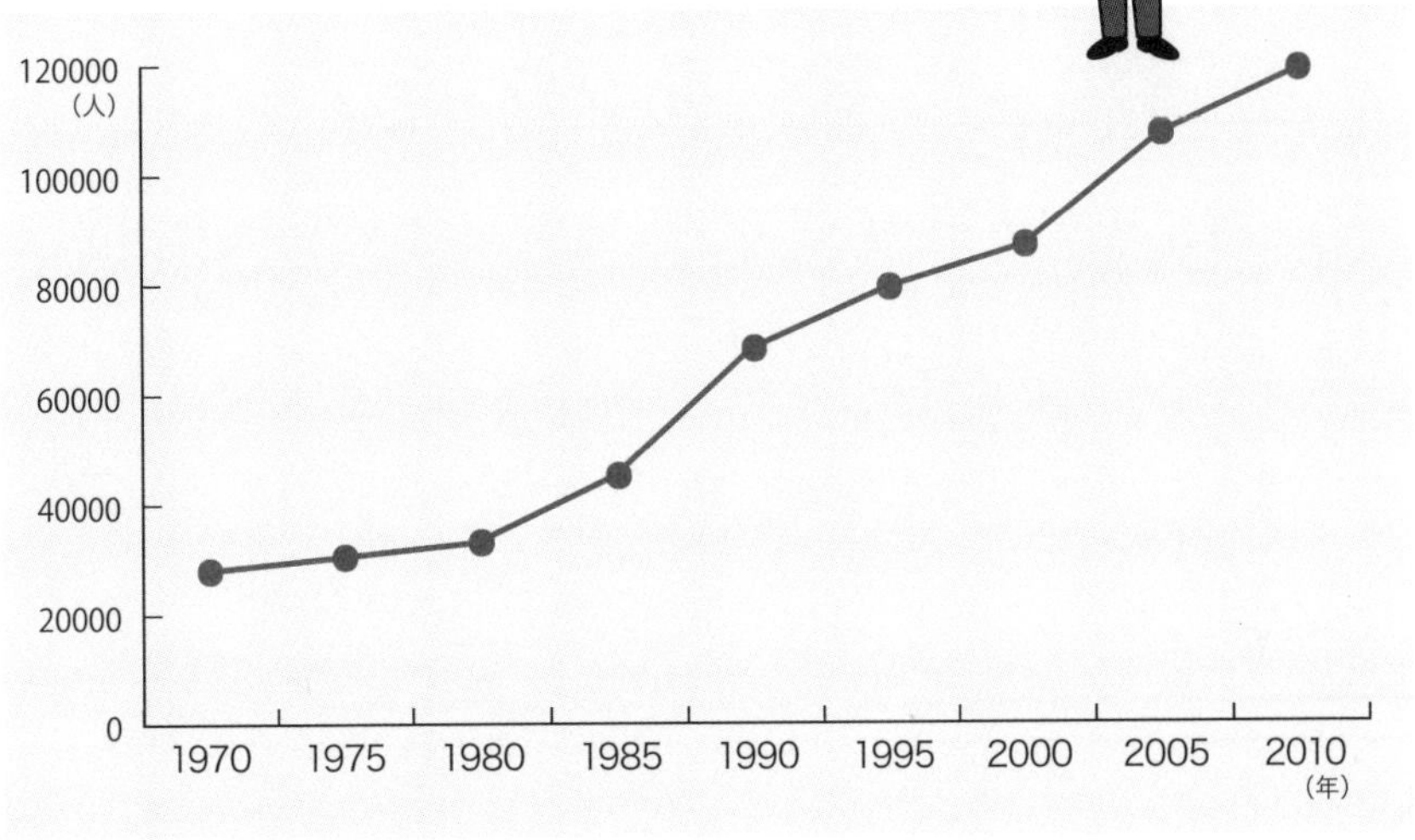

肺炎の年齢階級別にみた死亡数

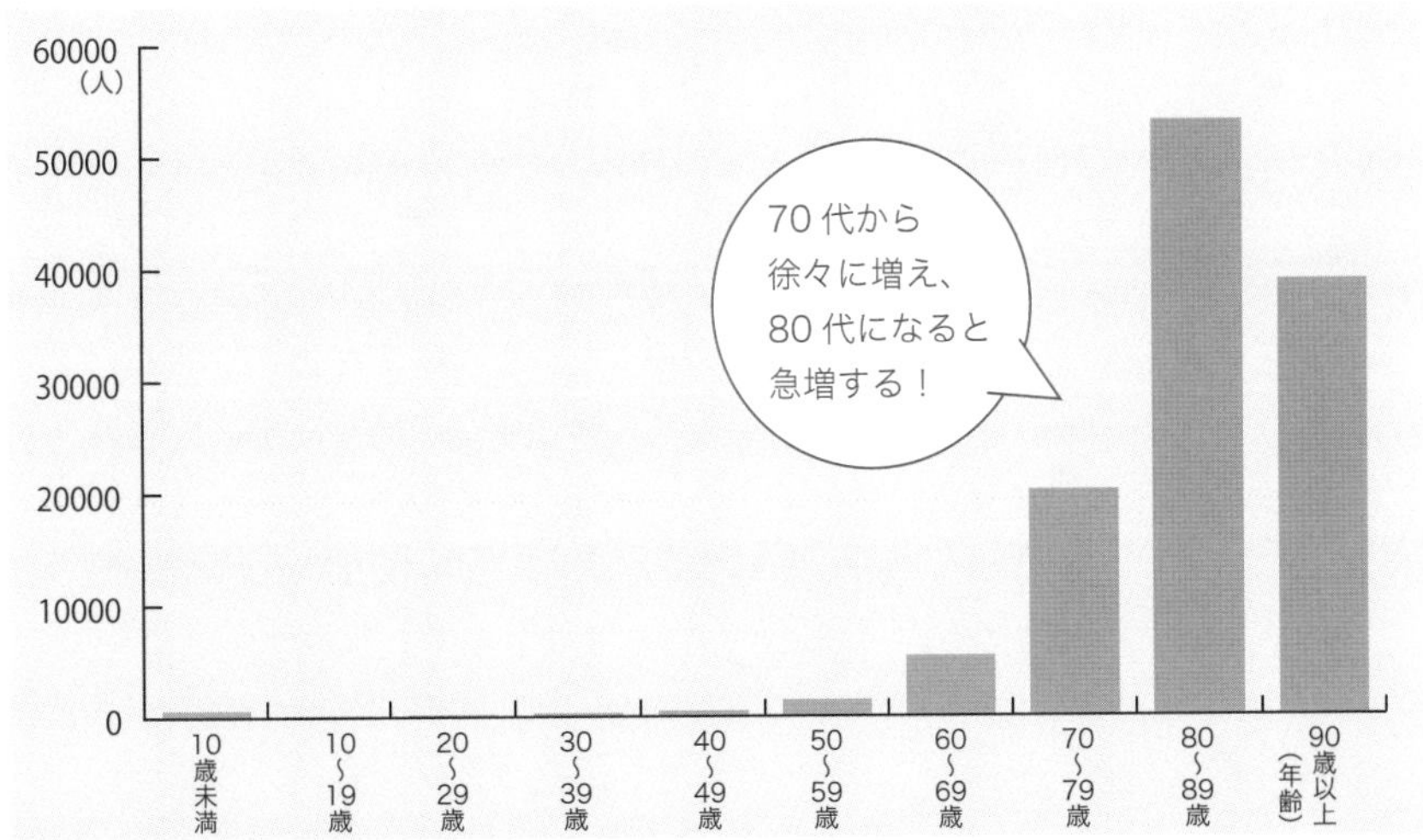

以上出典：厚生労働省「人口動態統計」（平成22年）より

21

傷は消毒しない、乾かさない。傷口から出るジクジク液が良薬

傷は水道水で洗い、ラップで覆う

すり傷も切り傷も、とにかく消毒してガーゼを当てる。今もそうしていたら、すぐやめましょう。明治時代に「消毒・殺菌」がもてはやされるようになって以来「傷は消毒して乾かす」。これを医者たちは100年以上、なんの疑いもなく学校の保健室や家庭にも徹底させ、昭和の消毒液「赤チン」（有機水銀化合物マーキュロクロム液）の生産会社は一時、100社を超えました。

が、それが大間違いだったことがわかり、いまの常識は真逆の「傷は水道水で洗い、乾かさない」。体には自然治癒力があり、傷口からジクジクしみ出す透明な液は、止血に働く血小板や免疫細胞マクロファージ、コラーゲンを生成する細胞など修復成分の宝庫です。このジクジク液が表面細胞と力を合わせて傷口をくっつける。なのに消毒したら、細菌の方が多く生き残って治りにくくなり、さらにガーゼを当てたら良薬のジクジクを吸い取られた上、傷表面の細胞はひからびて死んでしまいます。

理にかなった傷の手当ては①出血はタオルで圧迫して止める　②水道水でゴミや砂などを洗い流す　③水をふき取る　④ラップ（密封しないよう絆創膏で数カ所とめる）、または傷口のうるおいを保つ傷パッド（新型絆創膏）を貼る。傷口を毎日洗って貼り替える。痛みが少なく、傷あとも残りにくい方法です。

けがをしたときの応急手当のやり方

1 水道水でよく洗う
消毒はしなくていい

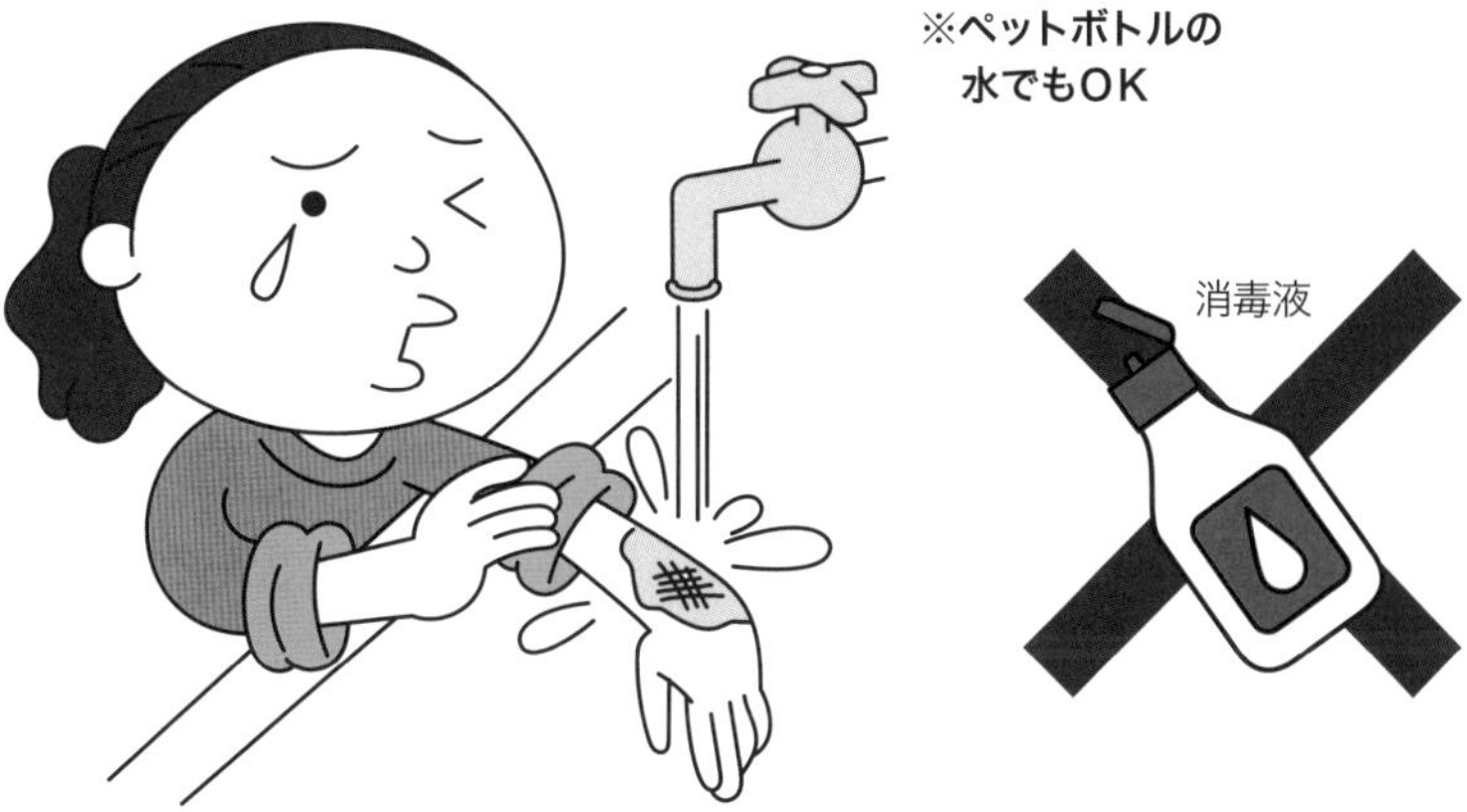

2 傷口のうるおいを保つラップ、傷パッドなどで覆う

下記のような場合は医療機関での専門的な治療が必要。
早めの受診をおすすめします。

- ・大きな傷や、なかなか血が止まらないような深い傷
- ・骨や腱のような組織が露出している場合
- ・化膿している場合
- ・木の屑や植物片、魚の骨などの異物が混入している場合
- ・切り傷の原因になったもの（刃物など）が汚れていた場合

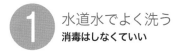

22

漢方薬はおやめなさい。効能も副作用も不明です

危険な抗がん剤成分も含まれる

漢方薬は自然由来だから安全？　それは誤解です。２０１２年の厚労省の報告で、過去５年間に「薬の副作用で重篤になった」１２２０件のうち市販薬を見ると、風邪薬４０４、解熱剤系２３４、漢方系１２３。医薬品の中の漢方薬の割合は１％台ですから、深刻な副作用のリスクが非常に高い。

漢方薬や漢方茶の原料には、「抗がん生薬」と呼ばれる毒性の強いものも含まれます。たとえば、抗がん剤「パクリタキセル」「ドセタキセル」のもとは、イチイ科の樹木成分タキサン環。漢方茶として出回る「紅豆杉《こうとうすぎ》」もイチイ科でタキサン環が含まれます。僕の外来患者さんも「がんに効くと聞いて」と紅豆杉茶を飲んでいましたが「危険です。おやめなさい」と伝えました。「がんに効く」と宣伝されているお茶では、慶應病院時代の患者さんが秘かにタヒボ茶を飲み続け、突然ズルッと全身の皮がむけて亡くなったこともあります。

慢性肝炎や風邪の初期に効くとされる「小柴胡湯《しょうさいことう》」は１９９０年代、副作用の間質性肺炎で10人が亡くなっています。漢方薬には比較試験データなどの医学的証拠がなく、効能も副作用も不明です。植物由来だからこそのアレルギーや過敏症状も起きる。手を出さないでください。

漢方薬によるおもな副作用

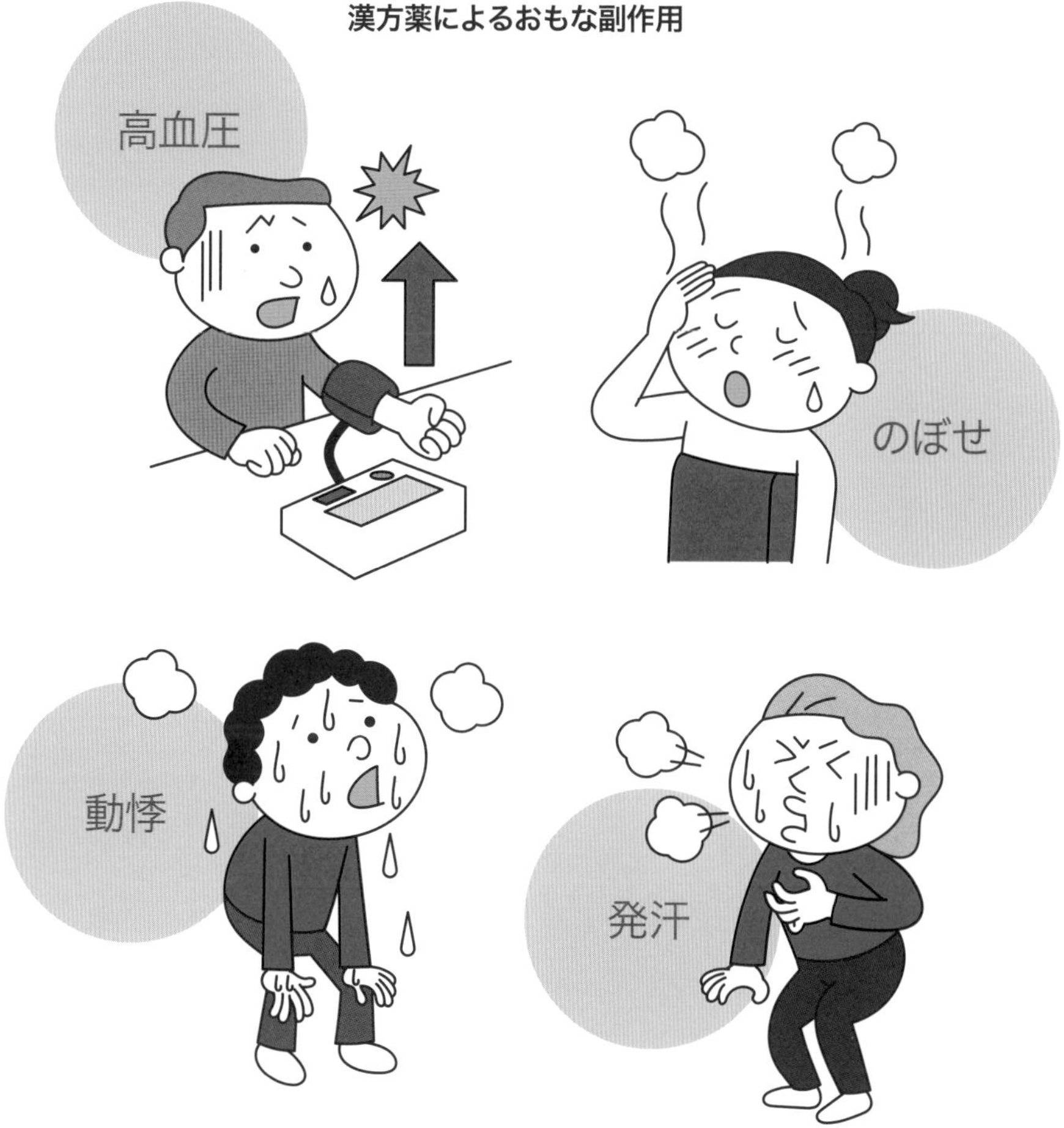

漢方薬には、何が入っているかわからない

漢方薬は無数の成分からなっているため、有害成分が含まれやすい上に、何が入っているかわかりません。なのに、副作用（毒性）をきちんと調べないまま使われているため、毒性が出やすいんです。欧州の若い女性が多数、漢方のやせ薬のために腎不全になり、そのうち半数には後日「尿路のがん」ができた、という事件が有名です (N Engl J Med 2000;342:1686)。

23

医者が青くなる、100歳健康法。50年毎日ラーメン、舌出し体操、休日ゼロ…

共通項は「探究心」「強い信念」「働く意欲」

僕の目標は「100歳セカンドオピニオン外来」なので、100歳前後まで元気に活動を続けた人々の言動や健康法を調べたら、驚くことばかりです。

「毎日ラーメンを食べても元気な姿を私が見せたら、消費者に信じてもらえる」。チキンラーメン、カップヌードルを生んだ安藤百福《あんどうももふく》氏（日清製粉創業者）は宣言通り50年間、亡くなる前日までお昼に必ず即席めんを食べて、働き続けて、96歳の長寿を謳歌しました。公式史上世界最長寿（122歳）のジャンヌ・カルマンさんは生涯、大好物のチョコレートを大量に食べ続けました。

プロスキーヤー三浦雄一郎《みうらゆういちろう》氏の父上、敬三《けいぞう》氏は、100歳でロッキー山脈を滑降。101歳で大往生。「スキーを続けたい一心」で編み出した数々の健康法の中の「舌出し体操」（口を開けて舌を正面、右、左とべーッと出す）で、シミ・シワまで消えたそうです。ハリウッドビューティサロンのメイ牛山《うしやま》社長は、96歳で逝く3日前まで美容ブログを更新。独自の健康法は生水、果物、酢とレモンをよく摂り、毎朝お相撲さんのように四股を踏むことでした。日《ひ》野原重明《のはらひであき》医師は「休日はとらない」信念を貫き、肉を一日おきに食べながら、105歳で亡くなる直前まで仕事を続けました。

共通項は「常識にとらわれない探究心」「強い信念」「働く意欲」ですね。

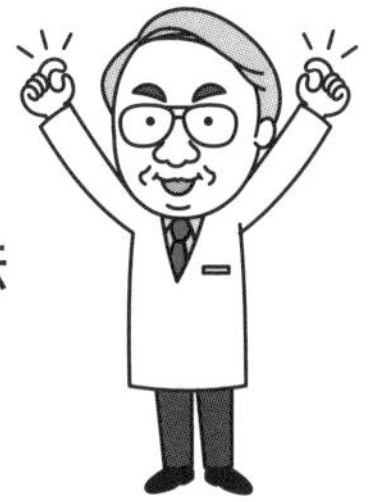

100歳超えの長寿者が実践する健康法

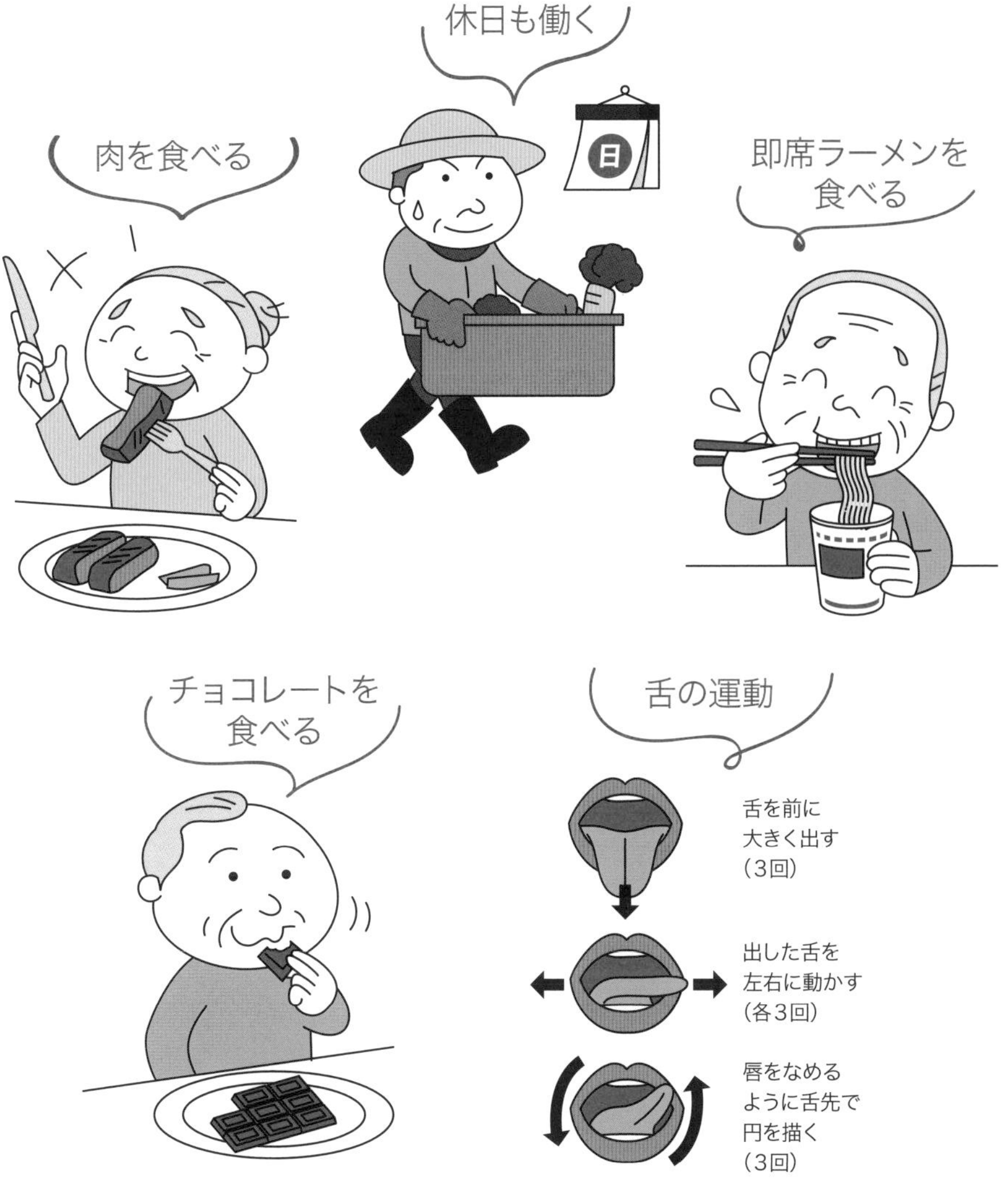
休日も働く
日
肉を食べる
即席ラーメンを
食べる
チョコレートを
食べる
舌の運動
舌を前に
大きく出す
（3回）
出した舌を
左右に動かす
（各3回）
唇をなめる
ように舌先で
円を描く
（3回）

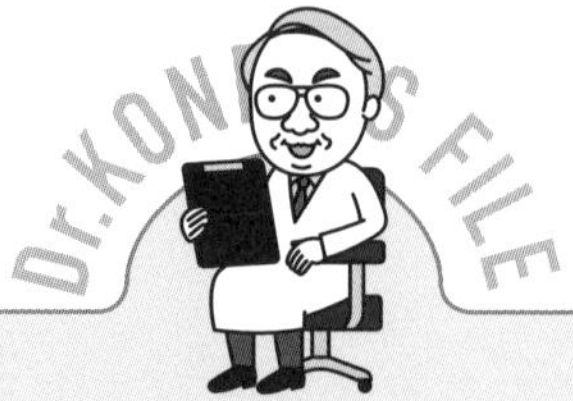

1

治療しないこと、治療をやめることは賢い延命法

病気の９割は老化現象で医療では治せないのに、医者はみんな治療イケイケ。「治療しないこと、治療をやめること」は敗北です。医学部では「治療のやりかた」しか教わらないし、病院経営上も濃厚に検査し、とことん治療して、副作用や後遺症も加わるほど収入が増えますから。発展のためにはチャレンジも必要です。内科医は新薬が出れば次から次に試したい。外科医は腕が未熟でも、リスクの高い、難しい手術に挑みたい。病院もなるべく多くのチャンスを与えたい。

結果、患者が犠牲になります。必要のない検査で病気を見つけられ、毒にしかならない薬をあれこれ飲まされ、無用の手術の後遺症に一生苦しむ。「手術は大成功。しかし、患者さんは体力が落ちて肺炎でお亡くなりに」「命はとりとめましたが何年も意識が戻らず」といった悲劇もよくおきる。なにもしなければ、穏やかに天寿を全うできたであろう人たちなのに。

医者はヤクザや強盗よりタチが悪いと、心に刻んでください。ヤクザも素人衆を殺したり、指を詰めさせはしないし、強盗もたいていはお金をとるだけです。しかし医者は患者を脅して金を巻き上げ、毒を盛り、切り刻んで、しょっちゅう体を不自由にしたり死なせたりするのですから。

医者になって 45 年、数万人の患者さんを診て、がん放置療法を希望する数千人の相談にものってきて、「治療をしないこと、やめることは賢い延命法」という思いが、年々強くなっています。

第2章

医者が教える食事術、穴だらけです

24

「朝食抜き」「1日1食」は血糖値の乱高下、便秘など不調のもと

元気な100歳は9割、1日3回食べている

あいかわらず「朝食抜き」や「1日1食」をすすめる医者がいますが、朝食を起点に体のリズムをつくるのが、いちばん自然の摂理にかなっています。栄養のバランスもとりやすい。

起きたら朝日を浴び、朝ごはんを食べる。これで体内時計がリセットされて脳には燃料のブドウ糖が補給され、胃腸も目ざめて便意を催します。朝食を抜く人は寝坊しやすく、トイレタイムは先送りで便秘に。頭は午前中ぼんやり、昼食で血糖値が乱高下して午後は眠くなる。昼も抜くとイライラするし、夜のドカ食いで胃腸に負担がかかって眠りも浅くなる。いちいち体にストレスです。

「健康・体力づくり事業財団」の調査報告によると、100歳を超えても元気な人の9割は、やはり朝昼晩の3食、バランスよくなんでも食べていました。

世界の長寿国の朝食を見ると、フランスはカフェオレとクロワッサンやバゲット。イタリアはエスプレッソと甘いパン。香港はおかゆや麺類。どの国も糖質メインです。すぐエネルギーに変わるからでしょう。

1日の計は朝食にあり。少し早起きして、パンと牛乳や、卵かけごはんでも十分なので朝食を摂り、トイレでゆっくりお通じを待ち、ストレッチなどして二度とない今日を、気分よく過ごしましょう。

100歳以上で元気な人の朝食摂取率

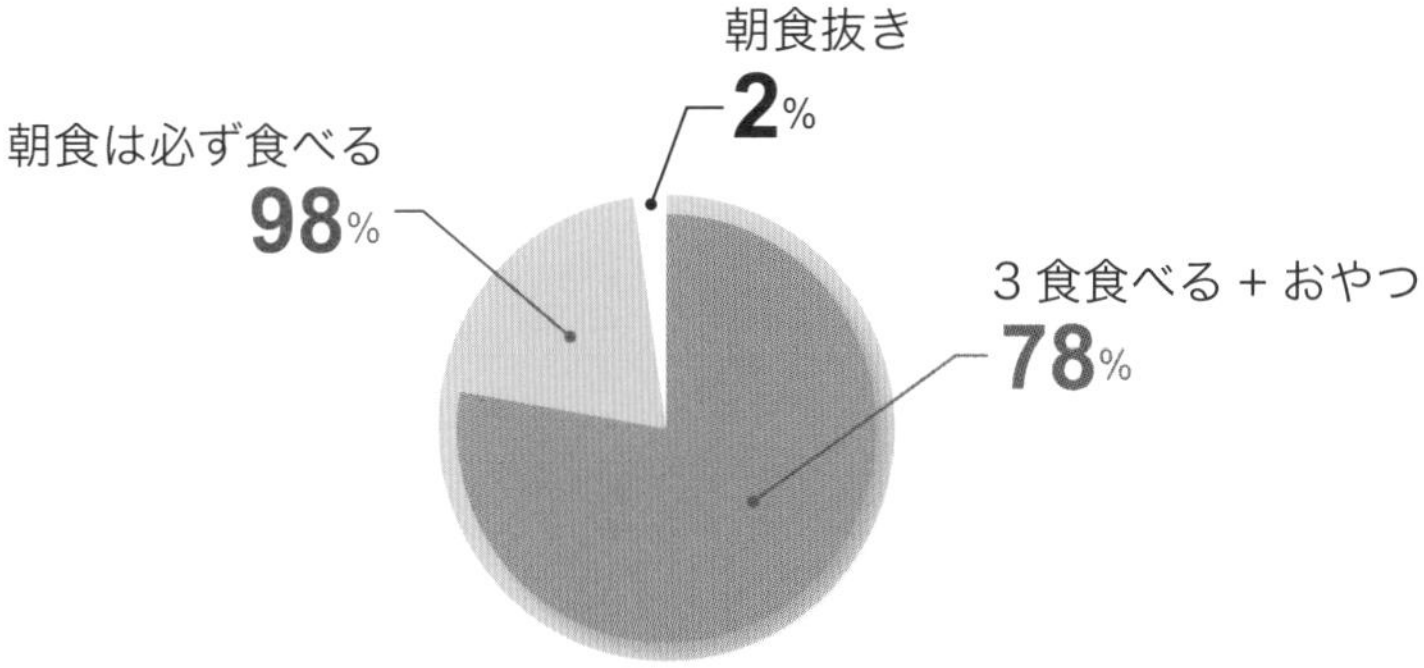

出典：キューサイ調べ

食事のとり方で血糖値はこんなに変動する！

1日3回決まったときに食事をしたときの血糖値の変化

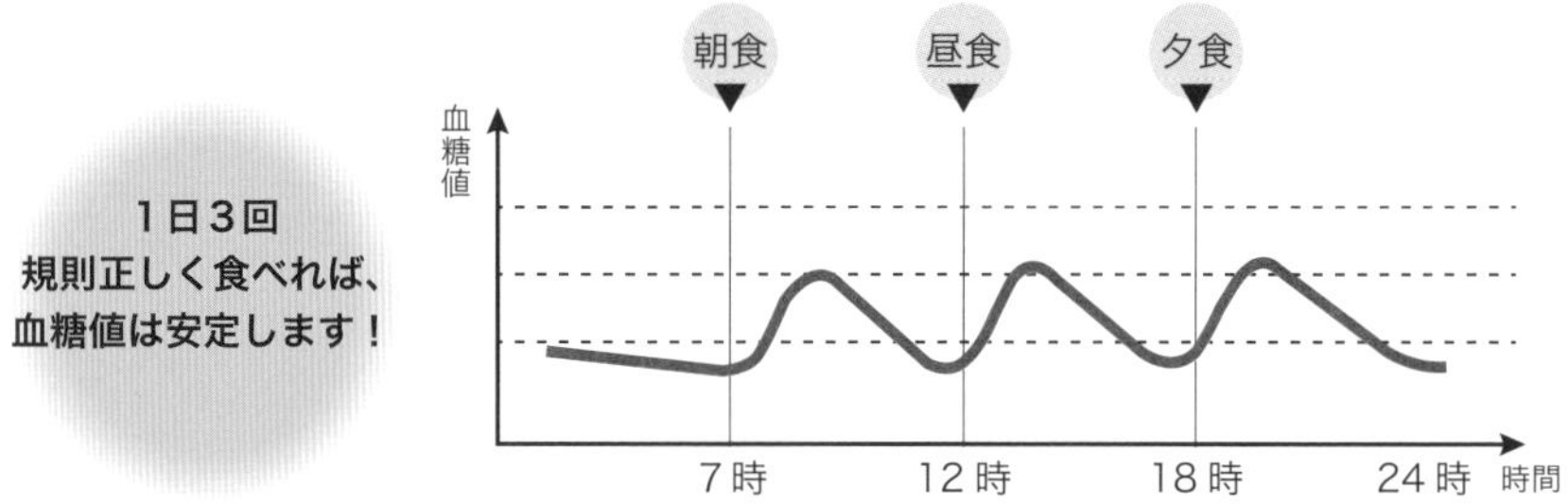

1日2回しか食事をしなかったときの血糖値の変化

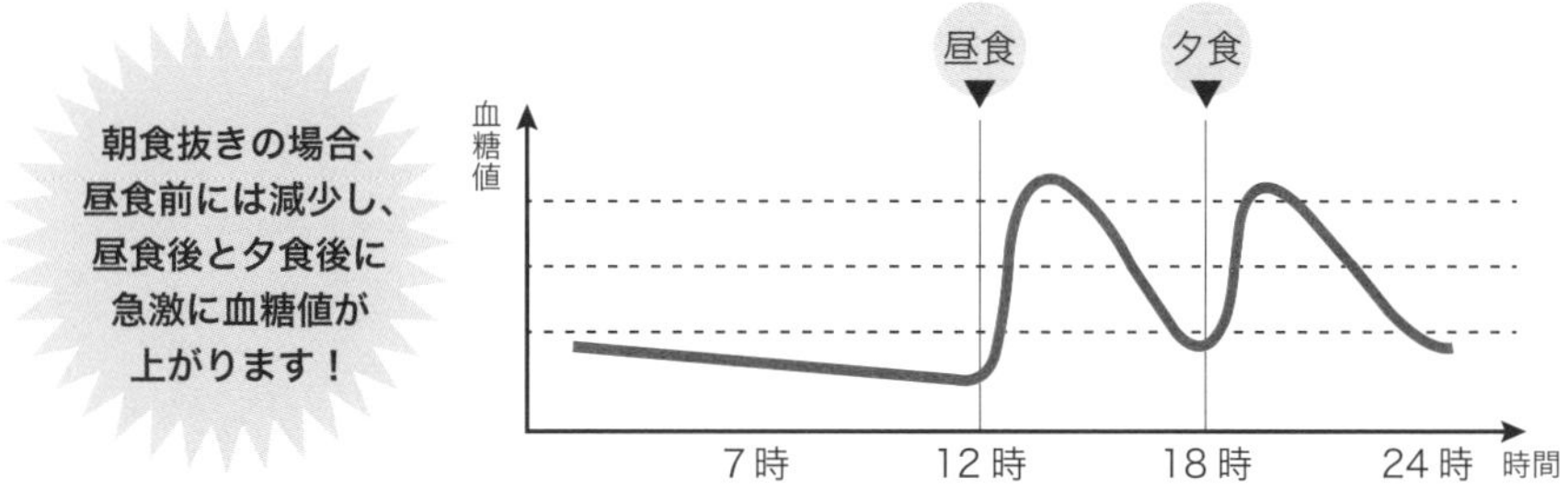

出典：日本医師会ホームページより

25

赤ワインショック！ 実はなかった、ポリフェノール効果

むしろ常飲するとがんを招くリスクも

体にいいお酒といえば赤ワイン。豊富なポリフェノールが心筋梗塞やがんを防ぎ、寿命を延ばす。

あまりにも有名なこの話、実はウソでした。おおもとは「フランス人はバターやチーズ、肉などの動物性脂肪をふんだんに摂るのに心筋梗塞が少ない。食事のときよく飲む赤ワインの抗酸化成分、レスベラトロール（ポリフェノールの一種）のおかげ」という説が世界に広まったのですが、まず根拠になった「心筋梗塞にレスベラトロールが有効」という論文に、ねつ造が見つかりました。

続いて米ジョン・ホプキンズ大学チームが11年かけて、イタリアの2つの村の65歳以上の男女783人を追跡。尿中のレスベラトロール濃度と死亡率、心臓病やがんのリスクは無関係で、逆にレスベラトロール濃度が最も低い人たちが、最も心疾患が少なかった。結論は「赤ワインやブドウ、チョコレートなどの食事でレスベラトロールを摂っても寿命は延びない。心臓病やがんも減らない」。

さらに、ほかでもないフランスの国立がんセンターが「赤ワインを常飲すると、がんになる率が168％増える。咽頭がん、食道がん、乳がんなどのリスクも飛躍的に上がる」とショッキングな発表をして、一世を風靡したポリフェノール、レスベラトロール神話は崩れ落ちたのです。

標準カロリー食で飼育したマウスの寿命

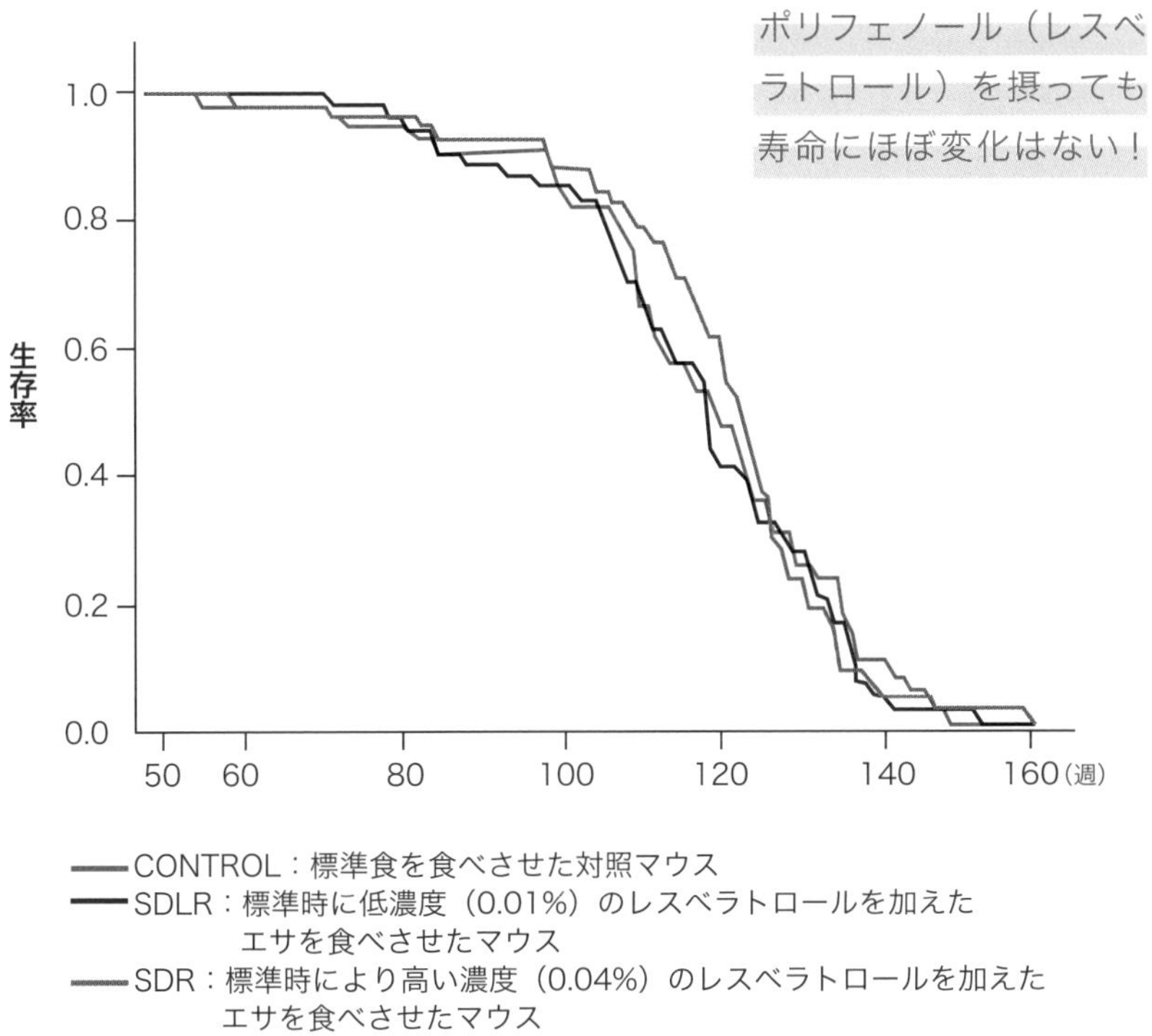
ポリフェノール（レスベラトロール）を摂っても寿命にほぼ変化はない！
1.0
0.8
0.6
0.4
0.2
0.0
生存率
50
60
80
100
120
140
160（週）
CONTROL：標準食を食べさせた対照マウス
SDLR：標準時に低濃度（0.01%）のレスベラトロールを加えたエサを食べさせたマウス
SDR：標準時により高い濃度（0.04%）のレスベラトロールを加えたエサを食べさせたマウス

出典：Cell Metabolism 2008;8:157

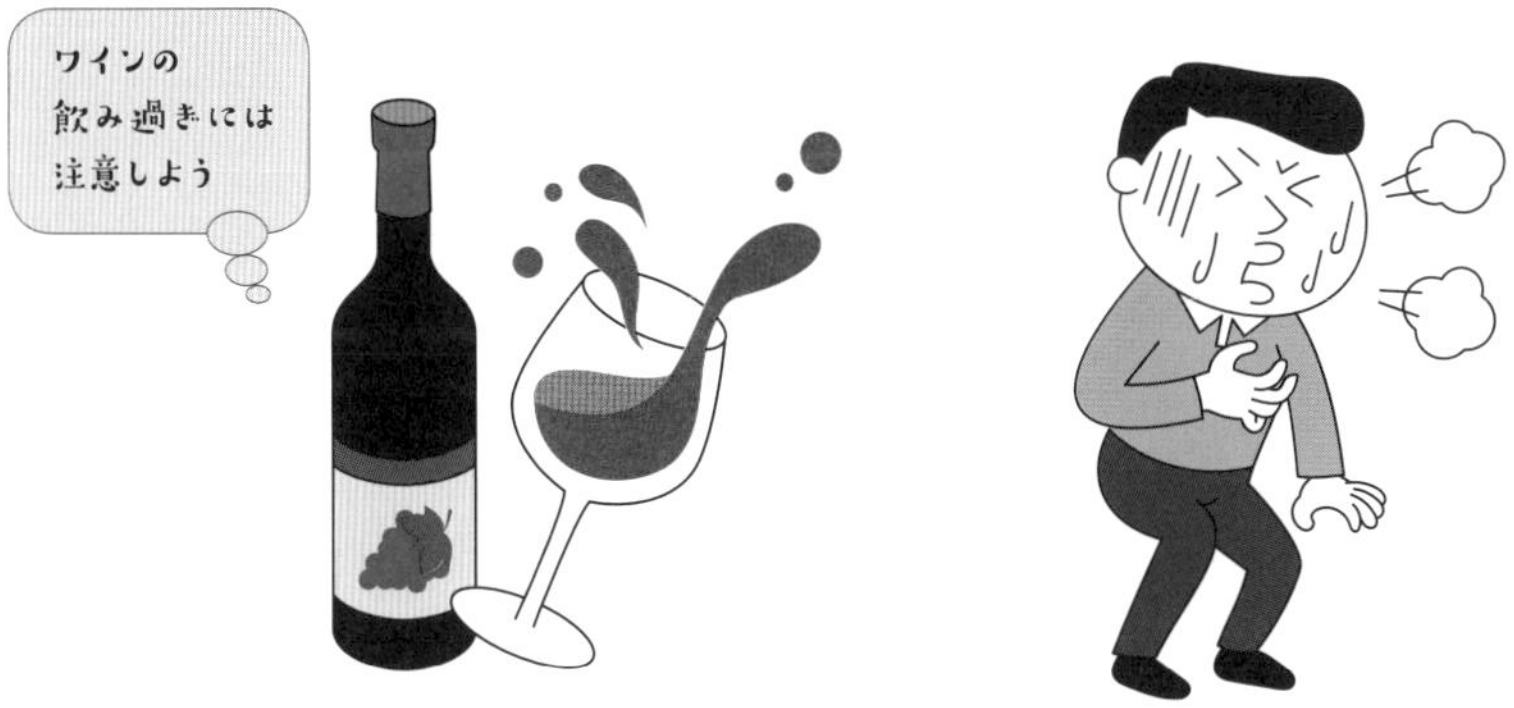
ワインの飲み過ぎには注意しよう

26

魚の油DHA・EPAや亜麻仁油などの「オメガ3」礼賛はカラ騒ぎ

10万人データで、血液サラサラなどの健康効果は不明

医者たちが最近「オメガ3脂肪酸」をよく推していますね。脂肪酸は脂質の材料になり、細胞膜を形づくる重要な栄養素です。たんぱく質を作るアミノ酸と同じく、脂肪酸も化学構造によって、細かく何十種類にも分類されています。青魚のDHA・EPA、植物油の中の亜麻仁《あまに》油、えごま油、チアシードオイルなどに含まれるα-リノレン酸が、オメガ3に分類されます。

オメガ3には血中の脂質濃度を下げる作用が認められ、「オメガ-3脂肪酸エチル」（商品名ロトリガ）という、脂質異常症の改善薬も出ています。でも、食品として摂るのは、全く別の話。医療に関する研究を評価する国際組織「コクラン」の結論は「10万人以上を対象にした臨床試験を検討したけれども、食品から摂ったオメガ3が健康に与えるメリットは、ほぼない」というものでした。

ちまたではDHA・EPAサプリや亜麻仁油、チアシード粉末などが「オメガ3。血液サラサラ」のような、期待をあおるPR付きで売られています。油をめぐる「体にいいのはどっち？」論争も、「バターVSマーガリン」「リノール酸VSリノレン酸」「オリーブオイルVSココナッツオイル」などが浮かんでは消えましたが、明らかなのは「バランスよく、ほどほどに摂るのが一番」です。

機能性オイルの分類

- **脂肪酸**
  - **飽和脂肪酸**
    常温で固体。

    動物性が多い。

    酸化しにくい。
    - **長鎖脂肪酸**
      動物性が多い。体内に入るとリンパ管や静脈を通って肝臓で分解され、必要に応じてエネルギーとなる。
    - **中鎖脂肪酸**
      ココナッツオイル。肝臓に通じる門脈を経て、直接肝臓へ運ばれるので、体内に蓄積されにくい。

  - **不飽和脂肪酸**
    常温で液体。
    魚の油や植物油。
    酸化しやすい。
    - **多価不飽和脂肪酸**
      - **オメガ３系**
        「α-リノレン酸、EPA、DHA」

        血液サラサラやアレルギーを抑制する効果がある、とされる。脳に必要な栄養素。
      - **オメガ６系**
        「リノール酸、γ-リノレン酸、アラキドン酸」

        コレステロールや中性脂肪の一時的な低下、アレルギー抑制の効果があるとされる。過剰にとらないように！

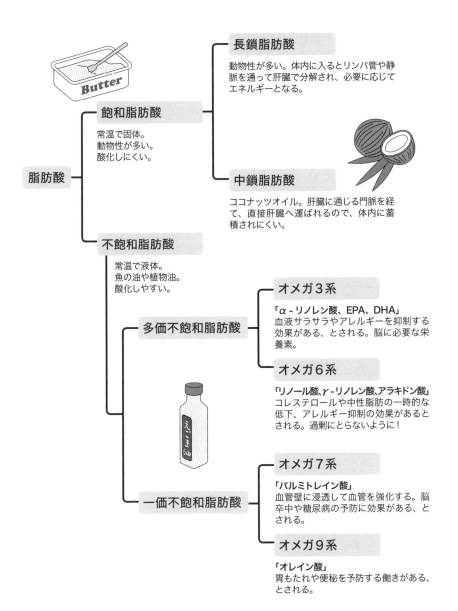

    - **一価不飽和脂肪酸**
      - **オメガ７系**
        「パルミトレイン酸」

        血管壁に浸透して血管を強化する。脳卒中や糖尿病の予防に効果がある、とされる。
      - **オメガ９系**
        「オレイン酸」

        胃もたれや便秘を予防する働きがある、とされる。

27

納豆、豆腐、豆乳をオール毎日は摂りすぎです

女性の味方「大豆イソフラボン」にも害がある

健康に気を使って、朝は必ず納豆ごはんに豆腐のみそ汁。ドリンクは豆乳系をゴクゴク？　それは大豆の摂り過ぎです。ほかにも油揚げ、煮豆、きなこなど、大豆加工食品はとても多いので。

大豆は必須アミノ酸、細胞膜の主成分レシチン、ビタミン類など栄養豊富で、別名「畑の肉」。また、女性ホルモンに似た「大豆イソフラボン」が、美肌や骨粗しょう症の予防に働くとされてきました。しかし、イタリアのペルージャ大学チームが、閉経した女性179人に大豆イソフラボンの錠剤を5年間、毎日150mg摂ってもらったら、6人もの人が子宮体がんのリスクにつながる「子宮内膜増殖症」になりました。

そこで日本の「食品安全委員会」は、余裕をもった基準値として150mgの半分75mgを、1日の大豆イソフラボン摂取目安量に決めています。ところが大豆イソフラボンの含有量を見ると納豆1パック（50g）65mg、大豆飲料（125mℓ）69mgなど、すぐに1日の上限に達してしまいます。

大豆は縄文時代の終わりごろ中国から渡来して、肥料になる窒素を自分でつくれるのでどんな土地でもよく育ち、2000年以上も日本人の命を支えてきました。でも、食べすぎは禁物です。

１日に摂りたい大豆イソフラボンの量 75mg

大豆イソフラボンの含有量		
納豆	１パック（50g）	65.0mg
大豆飲料	125ml	69.0mg
豆腐	1/2 丁（110g）	55.0mg
油揚げ	1/2 枚（75g）	52.5mg

（約１食分当たりの、大豆イソフラボンの含有量 mg。農水省試算より）

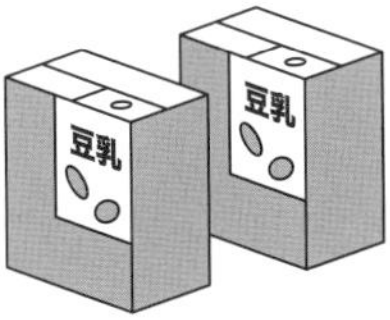

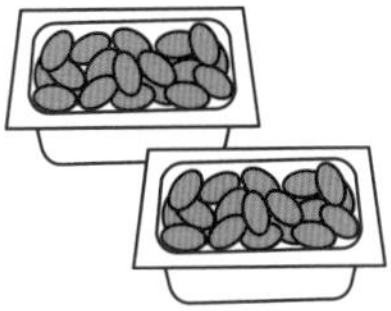

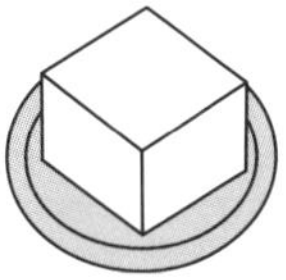

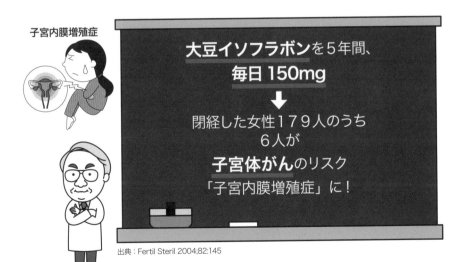

子宮内膜増殖症

大豆イソフラボンを５年間、
毎日 150mg
↓
閉経した女性１７９人のうち
６人が
子宮体がんのリスク
「子宮内膜増殖症」に！

出典：Fertil Steril 2004;82:145

28

「糖質制限」を続けると深刻な病気や、早死にのリスクが高まる

糖質こそ最も重要なエネルギー源

「糖質こそが人間の活動で最も重要なエネルギー源で、それを制限することは深刻な病気リスクの高まりを意味します」。２０１９年11月24日放送のＮＨＫスペシャルで、米シモンズ大学教授のテレサ・ファン博士が、「糖質抜き」ダイエットに警鐘を鳴らして、大きな反響を呼びました。

同大学チームが13万人の食生活と健康状態を20年以上追ったら、毎日ふつうに（総カロリーの60％）糖質を摂る人に比べて、特に少ない人（総カロリーの35％が糖質）は死亡率が1.3倍以上。ほかにも世界中で、「糖質制限で寿命が縮む。動脈硬化が起きやすく、心筋梗塞や脳梗塞を招く」という報告が出ています。「糖質制限の伝道師」と言われた桐山秀樹《きりやまひでき》氏が、ダイエット開始から5年目に、61歳の若さで心不全死した悲劇がよみがえります。

糖質を抜くと、ブドウ糖しか燃料にできない脳がまず悲鳴を上げるので、体はがんばって、脂肪やタンパク質から手間ひまかけて糖を作ろうとします。すると途中で有害物質のアンモニアが発生したり、血管の壁に傷ができたとき修復が遅れるなど、体にさまざまな負担がかかるようです。

実は石器時代から、人類の主な栄養源は糖質だったことがわかっています。糖質を、ほどよく摂りましょう。

糖質制限ダイエットと死亡率の関係

（死亡率は糖質の摂取が最も多い「グループ1」の死亡率を「1.0」とした場合のハザード比として示してある）

糖質の摂取　多い → 少ない

		1	2	3	4	5	6	7	8	9	10
男性全死亡率		1.0	1.03	1.14	1.11	1.05	1.25	1.20	1.19	1.22	1.19
死亡率（死因別）　肉食中心ダイエット	男性死亡率	1.0	1.07	1.12	1.13	1.17	1.24	1.26	1.32	1.32	1.31
	女性死亡率	1.0	1.07	1.16	1.09	1.14	1.13	1.16	1.22	1.26	1.17
がんによる死亡	男性死亡率	1.0	1.08	1.22	1.25	1.15	1.40	1.29	1.33	1.41	1.32
	男性死亡率（肉食中心）	1.0	1.07	1.28	1.15	1.21	1.38	1.53	1.38	1.40	1.45
	女性死亡率（肉食中心）	1.0	1.08	1.10	1.04	1.14	1.08	1.19	1.15	1.32	1.15
心血管疾患による死亡	男性死亡率（肉食中心）	1.0	1.09	1.04	1.13	1.25	1.19	1.13	1.25	1.36	1.21
	男女死亡率（肉食中心）	1.0	1.01	1.11	1.10	1.20	1.17	1.08	1.23	1.22	1.14

出典：Ann Intem Med 2010:153:289

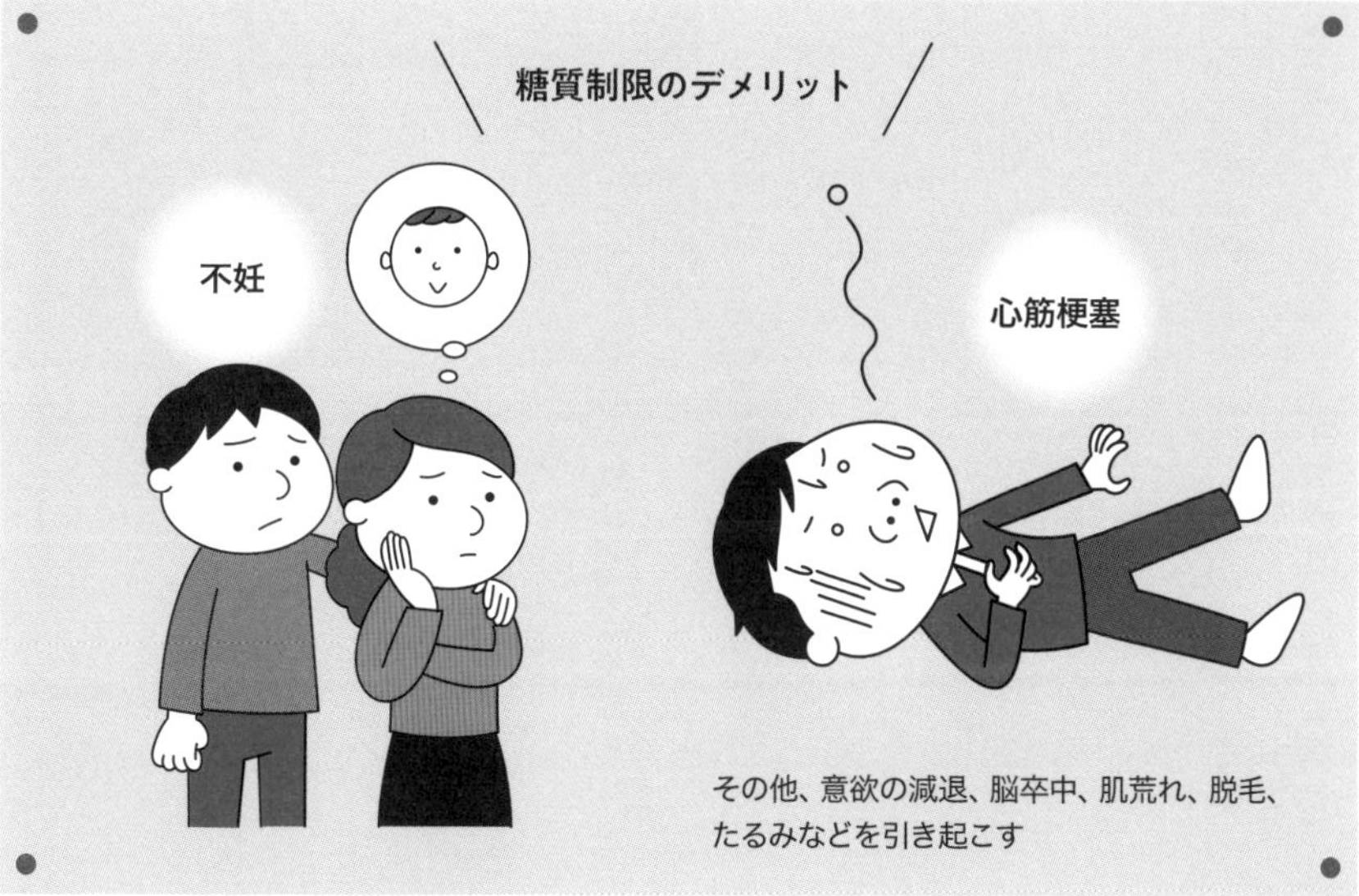
糖質制限のデメリット
不妊
心筋梗塞
その他、意欲の減退、脳卒中、肌荒れ、脱毛、
たるみなどを引き起こす

29

玄米菜食はやめなさい。がん患者の８割は、栄養障害による感染症で死んでいる

人生１００年時代は「貯筋」「貯肉」が命。やせる食事療法はＮＧ

「がんには肉も牛乳も砂糖もよくないと聞いて、玄米菜食を始めたらガクッとやせてしまいました」。

やせ細って顔色のよくない患者さんが、僕の外来によくみえます。「砂糖はがんのエサになる」とか、「栄養を摂らないでがんを兵糧攻めに」などとすすめる医者が大勢いますが、早く死ねと言っているようなもの。栄養を摂らないと正常細胞の方が先にやられて、体力も免疫力もガタ落ちです。

「余命一か月のがん患者の82・4％は、栄養障害に陥っていました。がんで入院しても、がんで亡くなる患者はたった2割。8割の方は感染症で亡くなっています。栄養障害によって免疫機能が低下しているからです」。これは藤田保健衛生大学医学部 外科・緩和ケア講座教授、東口高志《ひがしぐちたかし》氏の著書『「がん」では死なない「がん患者」～栄養障害が寿命を縮める～』（光文社新書）の言葉。

特にたんぱく質が足りないと体は筋肉から補充するので、筋肉量が激減して寝たきりになったり、飲みこむ筋力も弱って誤嚥性（食べ物や唾液が気管の方に入っておきる）肺炎にもなりやすい。僕は「がんになったら少し太って、体力をつけてください」と言っています。がんでなくても、人生１００年時代は体力＝「貯筋」「貯肉」が命。玄米菜食などの「やせる」食事療法は避けてください。

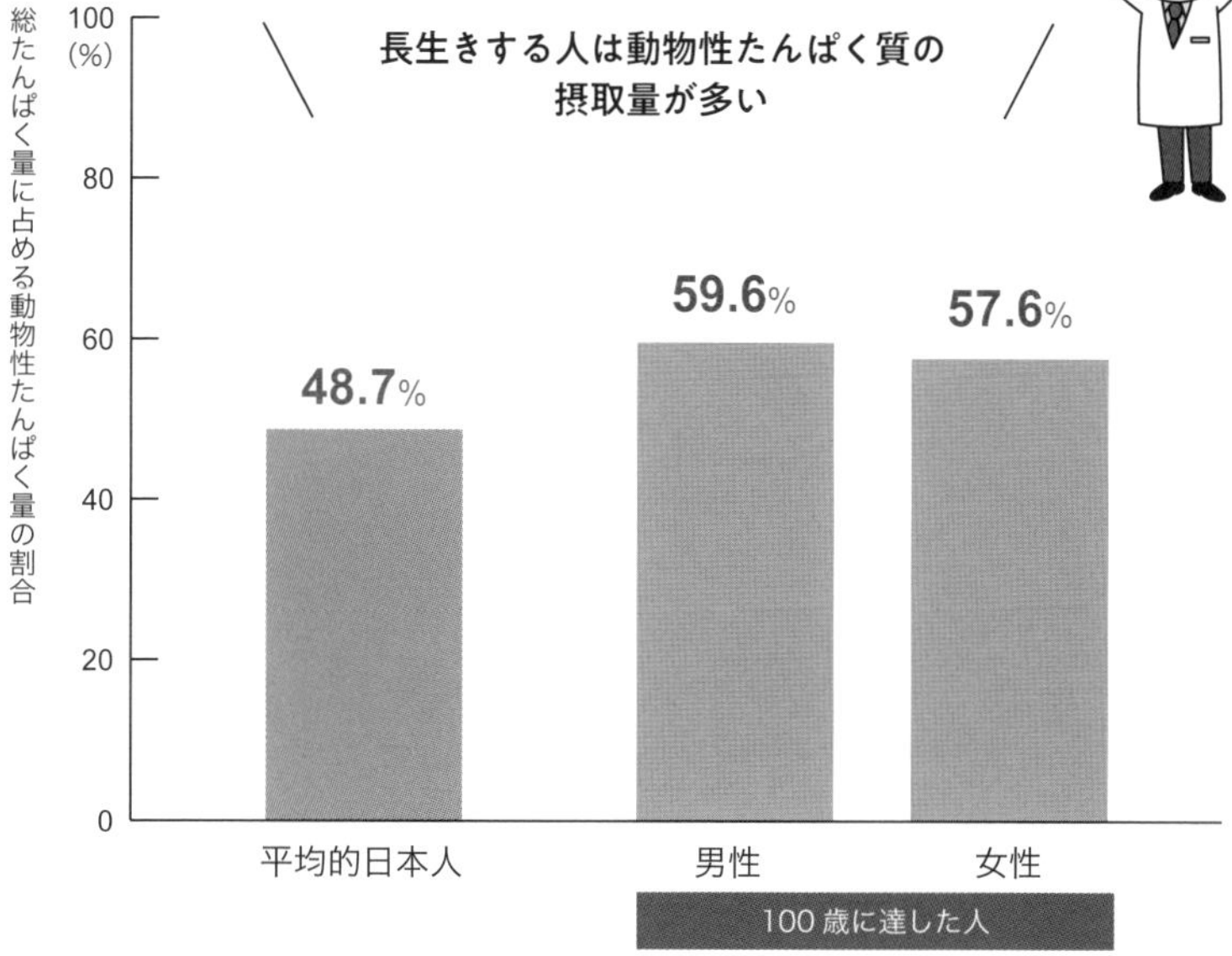

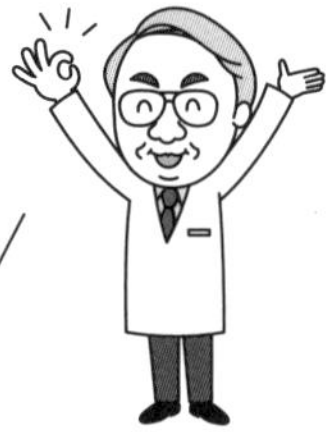

出典：Nutr Health 1992;8:165

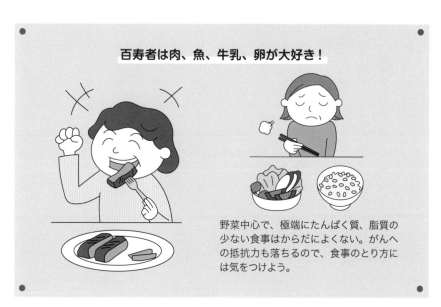

百寿者は肉、魚、牛乳、卵が大好き！

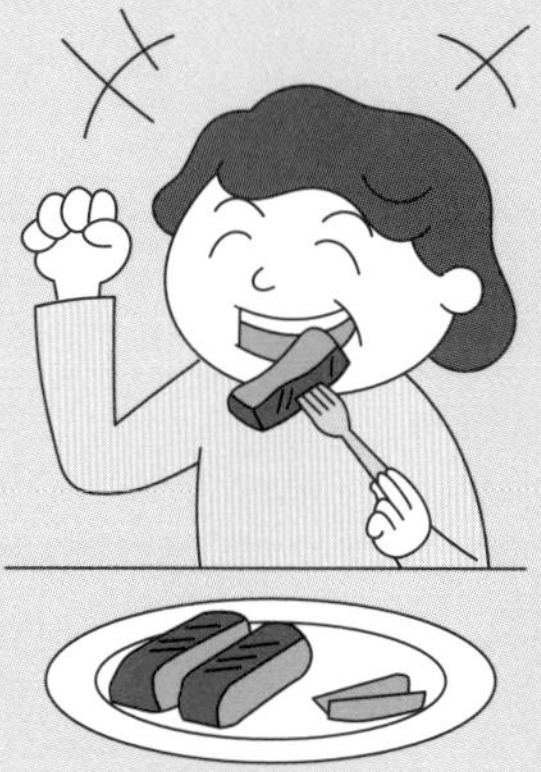

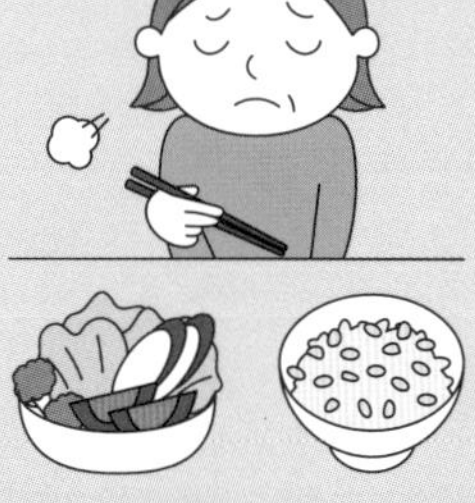

野菜中心で、極端にたんぱく質、脂質の少ない食事はからだによくない。がんへの抵抗力も落ちるので、食事のとり方には気をつけよう。

30

減塩で体内バランスが狂う。1日10～15gが最も長生き

塩と血圧の関係は今も不明

日本人は塩を摂りすぎ。減塩すればがんも高血圧も予防できる。そんな証拠はないのに減塩圧力がかかり続けて、国民1人当たりの食塩摂取量は、平成の30年間で1日12gから10gに減りました。これ以上みんなで減塩すると、日本人の平均寿命が短くなりそうです。

「塩分を1日に10～15g摂る人たちが、最も長寿。それより減るほど心筋梗塞などになりやすく、死亡率も上がる」。これは権威ある医学誌『ニューイングランド・ジャーナル』に載った報告。世界の35～70歳の人10万人以上の塩分摂取量を追跡した結論です。デンマークの研究の結論は「肥満や高血圧の人を、減塩して1日6グラムに抑えた組と、減塩しない組に分けて追跡したら、総死亡率は変わらなかった。健康人は、1日6・7グラム未満では死亡率が増加した」。イギリスで塩と胃がんについて、世界中の調査・実験データを93件分析した結果も「塩が体内で発がん物質になるという証拠はない」。

水と塩（塩化ナトリウム）は共同で「心臓の拍動を支える」など、命を守っています。どちらが欠けても脱水、めまい、精神障害、腎不全、昏睡、最悪の場合は死に至る。塩を多少摂りすぎても尿として出て必要な分が残るので心配無用。「おいしい」と感じる塩分が、体にいちばんいいんです。

20 歳以上の日本人の食塩摂取量の平均値

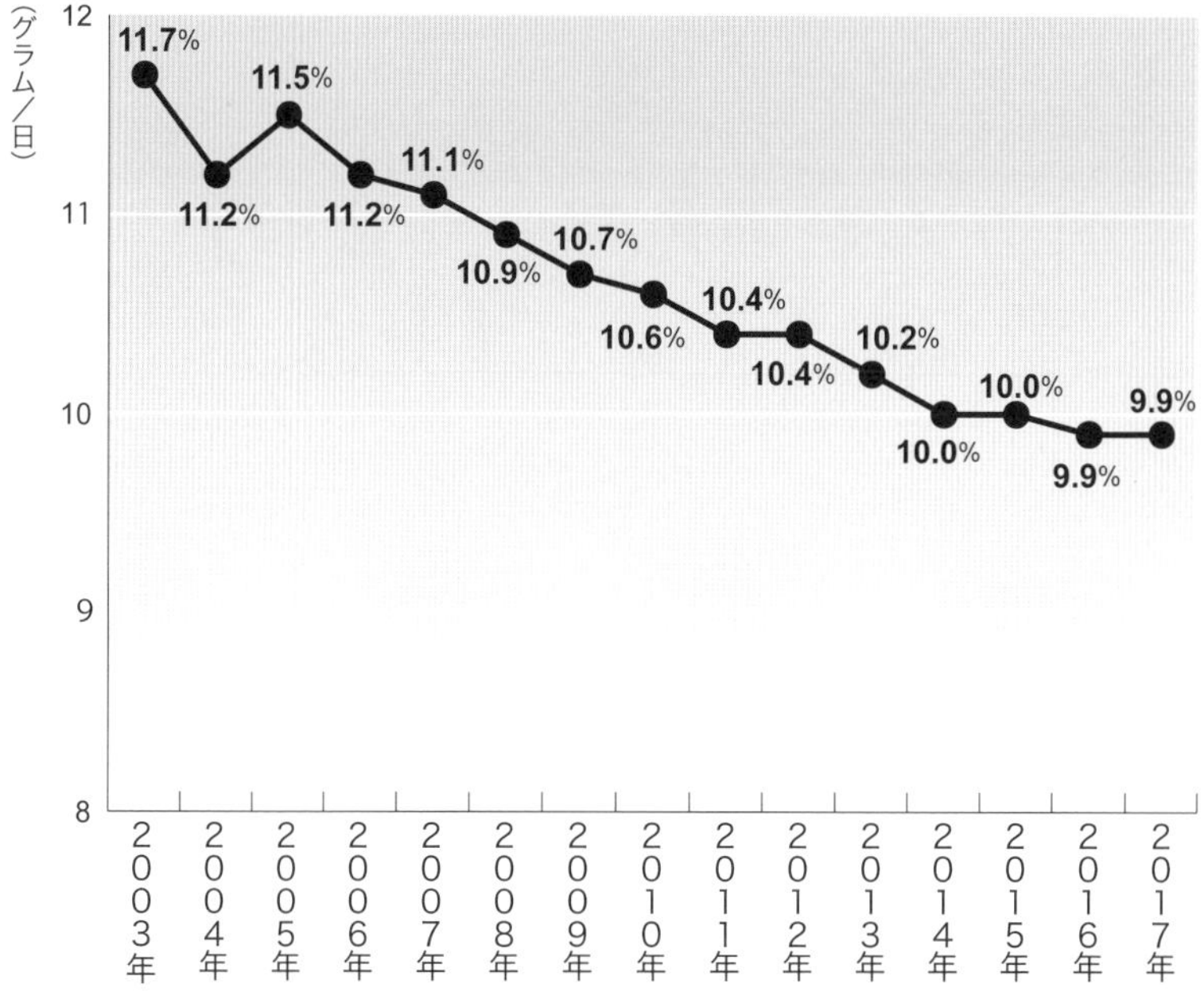

出典：国立健康栄養研究所

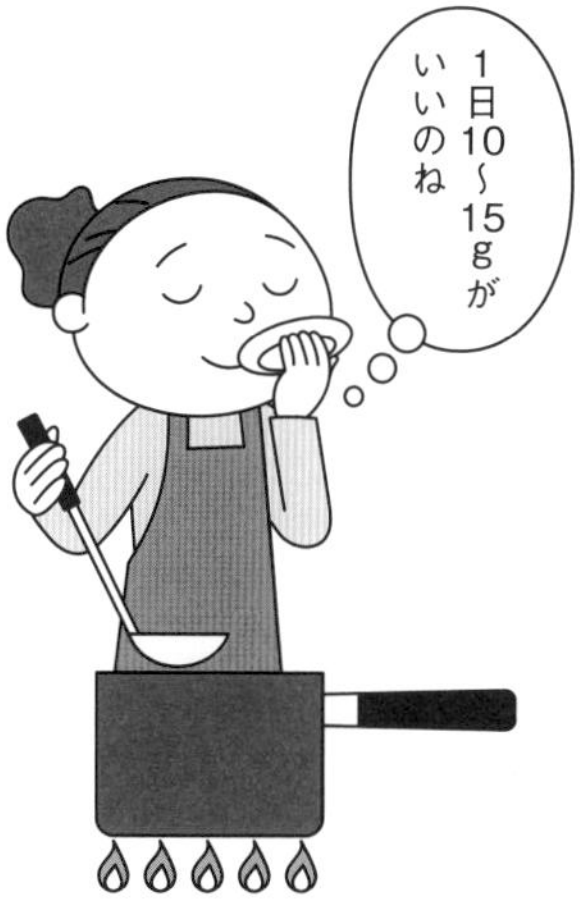

日本人が平均的に摂取する塩分摂取量は、10 〜 12 グラム。ふつうに食事をしている分には塩分は高血圧の原因とはならない。さまざまな研究でも「塩分を控えれば血圧は下がる」という結果はなかった。

塩分と死亡のリスク

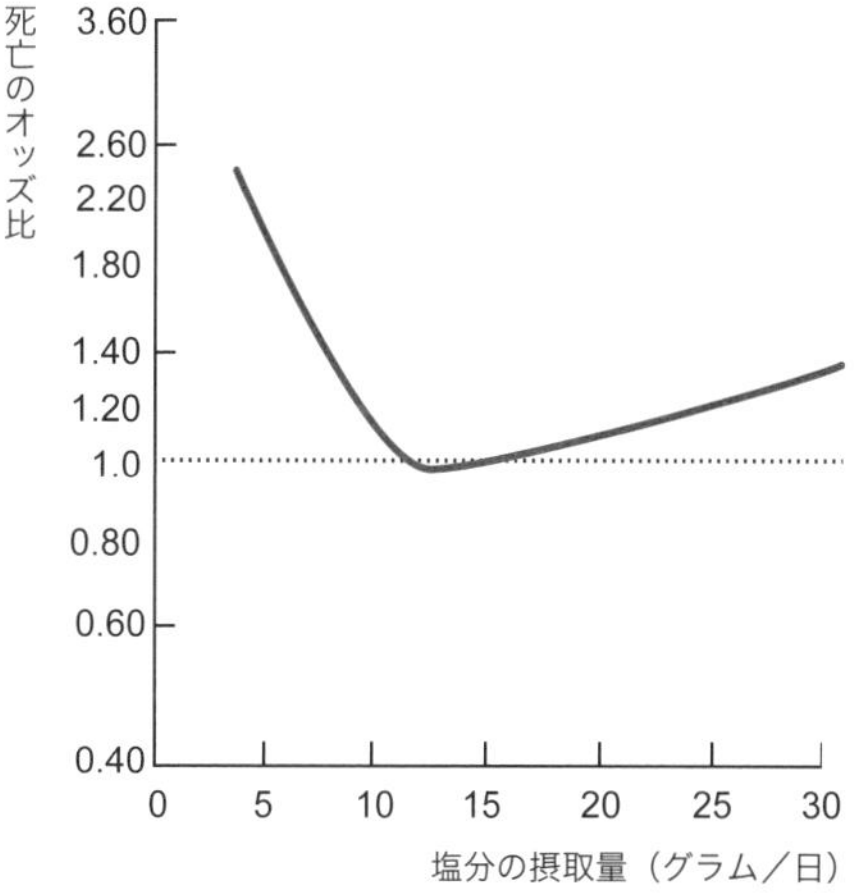

出典：N Engl J Med 2014;371:612

31

「がんが消えていく食事」なんて、ありません

がんはよく消える。理由は不明

「がんが消える」という言葉は、患者さんやご家族の希望です。「○○でがんが消える」と聞くと、ぜんぶ試したくなるお気持ちはわかります。特に、身近な食べ物やジュースで「がんが消えていく」「がんが消えた」などと医者が吹聴していると、信じてしまう。でも全部でたらめです。

実は、がんは理由もなくよく消えます。マンモグラフィ検診だけで見つかる乳がん、PSA検査で見つかる前立腺がん、子宮頸がんゼロ期とされる上皮内がんなど、健診で見つかる自覚症状のないがんは9割以上が「がんもどき」で、放っとくと大きくならないか消えてしまいます。転移のある本物のがんが消えた例も、僕はいくつも見てきました。

なぜ消えるのかは不明。少なくとも特定の食材は、魔法の杖になりません。がんは、遺伝子が傷ついて変異して生まれる「遺伝子の病気」です。変異して、DNAを形づくる分子の配列が変わってしまった遺伝子が、食品成分によって元に戻ることはありえないからです。

「がんが消える」と称する食事はほとんど、大量の野菜ジュース・スープ、玄米菜食などたんぱく質と脂肪が不足してやせる「早死に食」です。おいしいものをバランスよく食べてください。

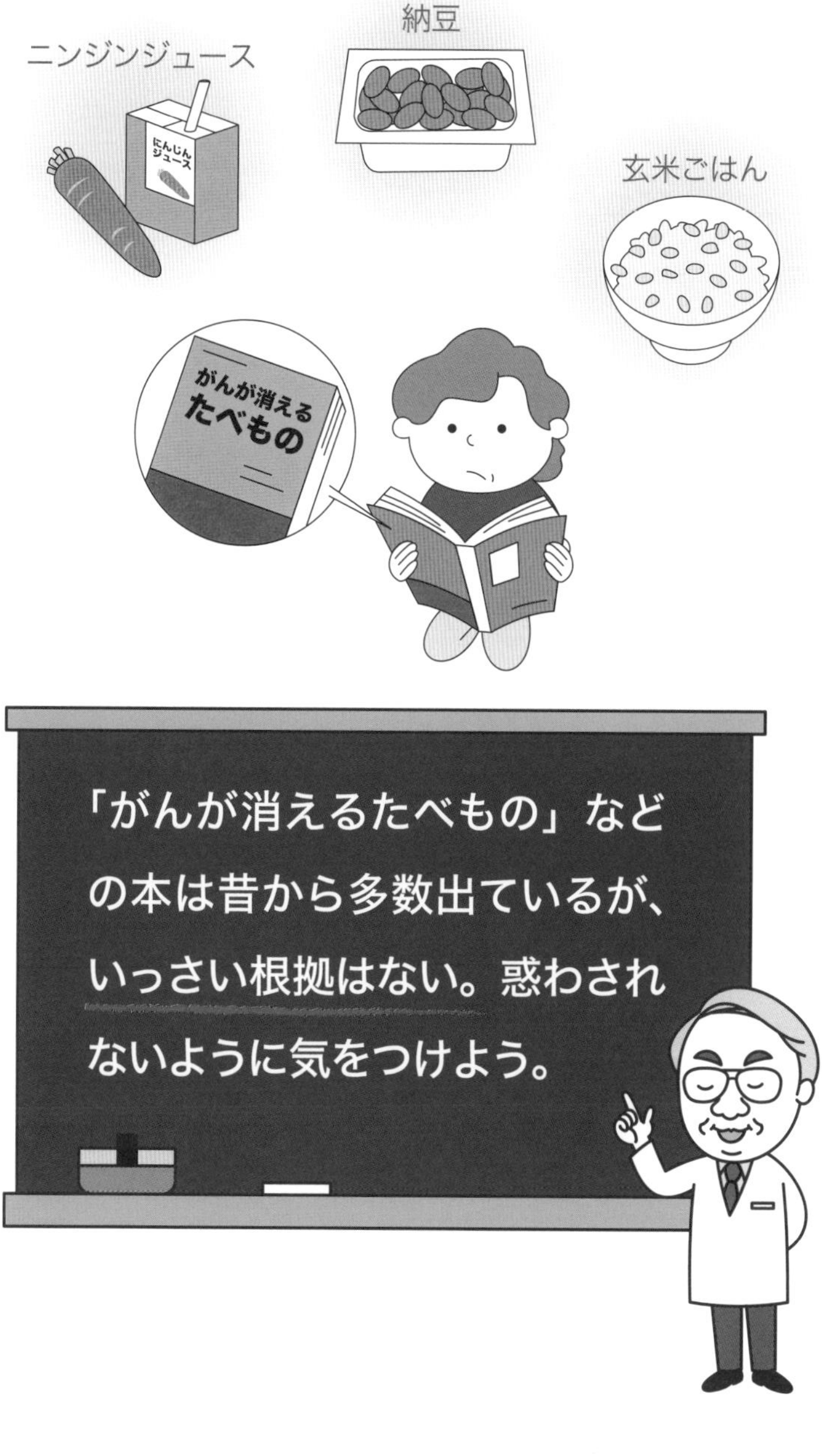
ニンジンジュース
にんじんジュース
納豆
玄米ごはん
がんが消えるたべもの
「がんが消えるたべもの」などの本は昔から多数出ているが、いっさい根拠はない。惑わされないように気をつけよう。

32

グルテンフリー＝小麦粉抜きは99％の人にとって不健康

栄養がかたよって、心臓と血管の病気のリスクに

「グルテンフリー」で、テニスのジョコビッチ選手が健康になり成績を伸ばした。歌手のレディ・ガガが美しくやせた…。小麦に含まれるたんぱく質、グルテンを抜く食事法が世界にひろまっています。グルテンは小麦粉と水をよくこねた時に残るネバネバでパン、麺、ピザ、餃子の皮、ケーキやドーナツなどの、モチモチとした食感のもと。揚げ物の衣やハンバーグのつなぎにも使われます。

グルテンフリーは本来、100人にひとり以下のアレルギー症状「グルテン不耐症」「セリアック病（小麦に反応する自己免疫疾患）」などを改善するための食事法。ジョコビッチ選手はグルテン不耐症だから、グルテンフリーが劇的に効いたんです。それをメディアが、わかりやすい「セレブご用達の小麦粉抜きダイエット」に仕立て上げて、見事、大ブームに。

便乗して「グルテンはさまざまな現代病の原因」などと吹聴する医者もいますが、国際的に信頼されるイギリス医師会誌ＢＭＪには、「セリアック病などではない人がグルテンフリー食にすると栄養がかたより、心臓と血管の病気のリスクが高まる」という警告が載りました。アレルギーもないのに、パンもラーメンもピザも揚げ物も遠ざけて偏食で早死にするなんて、全くナンセンス。

食べる楽しみを大切にしましょう。

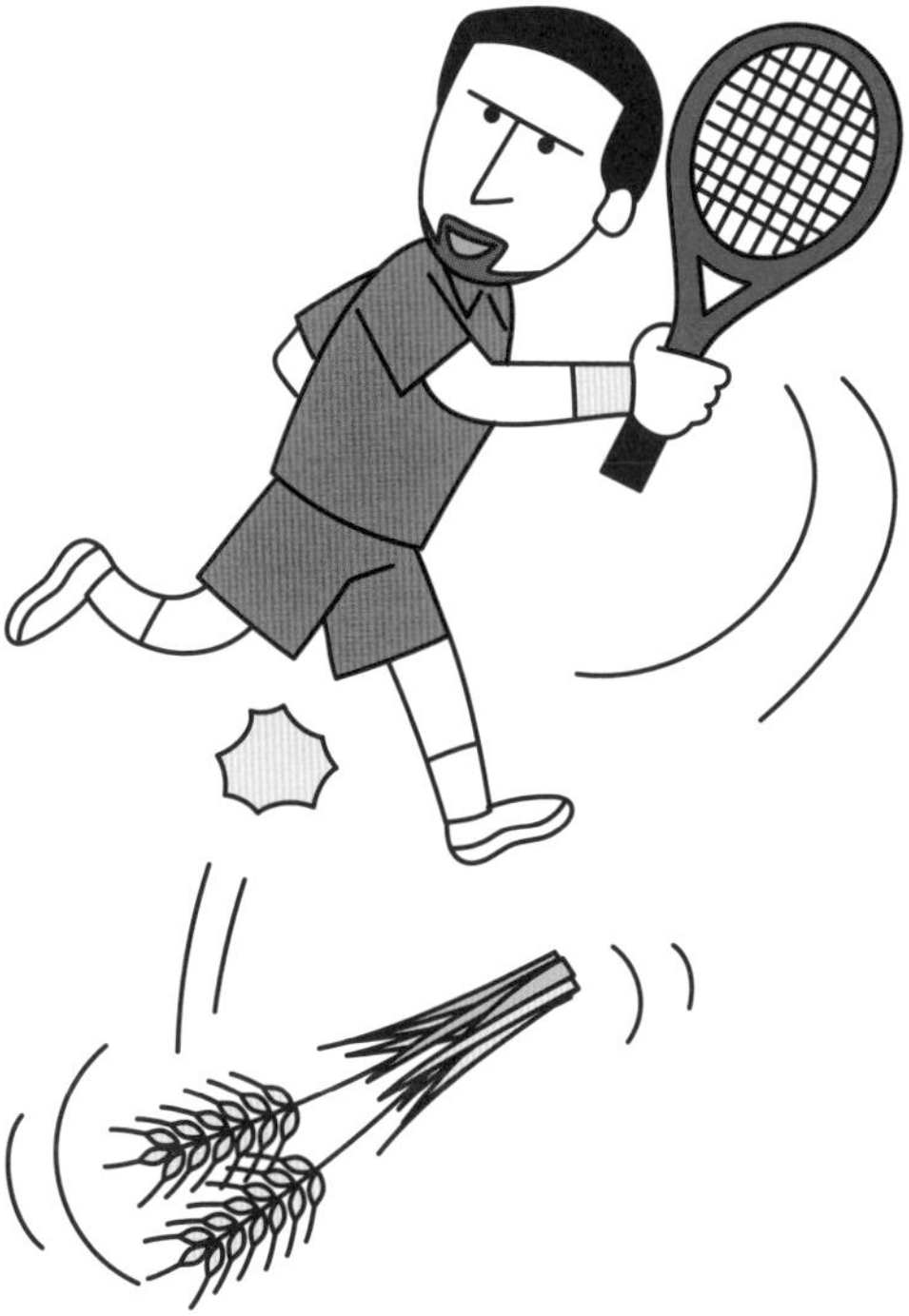

グルテンフリーダイエットがもてはやされるのは、成功者が世界有数のテニスプレイヤーである、ノバク・ジョコビッチ選手だから。

↓

しかし！

ジョコビッチ選手は、グルテンアレルギーという病気だから大成功。健康人がマネすると必要な栄養が不足して逆に病気を招きやすい。グルテンは気にしないことです。

グルテンを含む食べもの

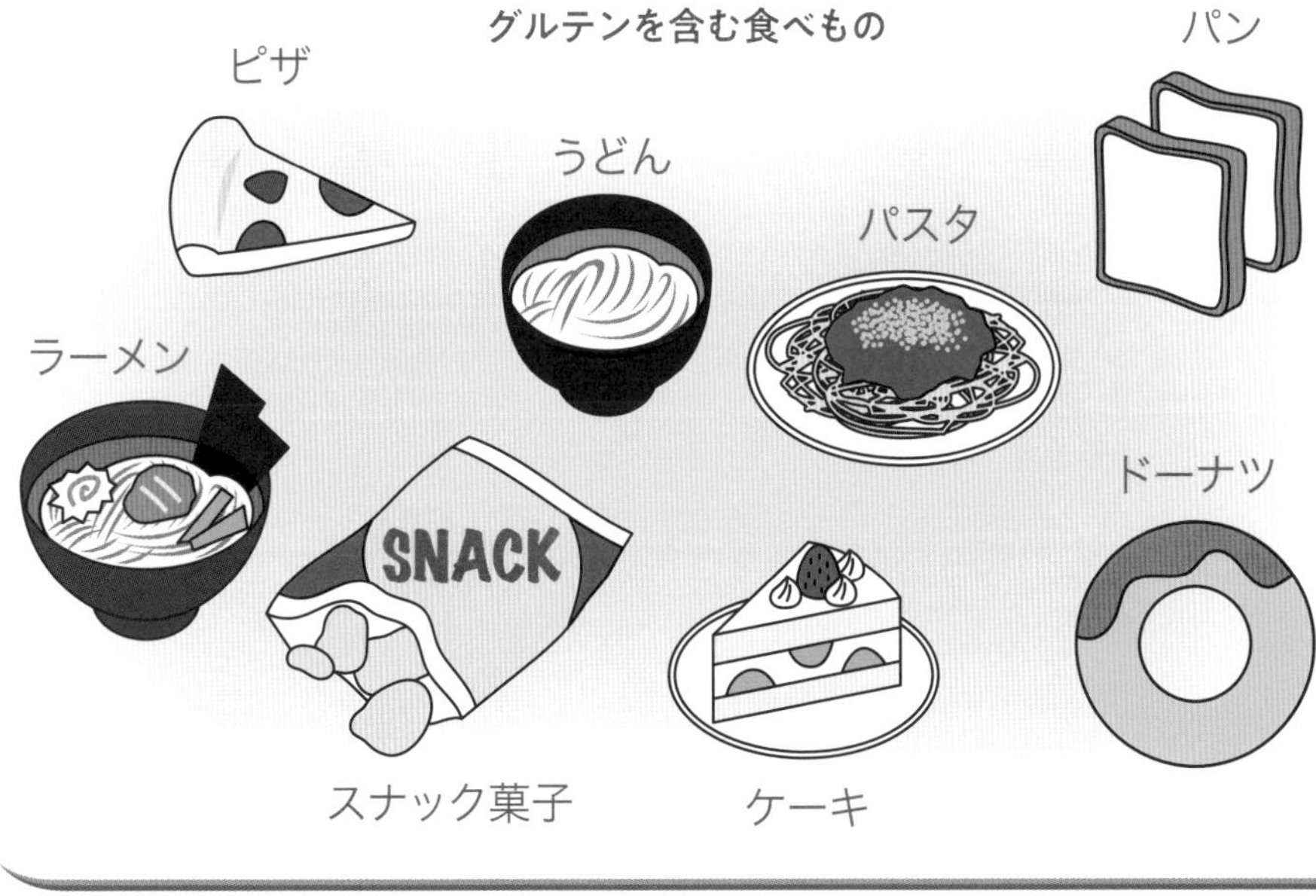
ピザ
うどん
パン
パスタ
ラーメン
SNACK
ドーナツ
スナック菓子
ケーキ

33

白米、白パン、白砂糖、精製塩…「白い食べ物」は無罪です

農薬などの不純物が除かれて安全

日本人はけがれのない「純白」を好むのに、白米、白パン、白砂糖、精製塩などの「精製された（不純物が取り除かれた）白い食べ物」は、よくバッシングされますね。雪と同じく純粋な結晶だから白いのに、「化学合成された異常な白さ」などとトンチンカンな批判をする医者もいます。

「玄米は表皮（糠）の食物繊維やミネラルが豊富」などの「黒い炭水化物礼賛」もよく聞きますが「農薬が残留しやすい」「消化されにくい」「食物繊維は体に必要な栄養素まで排出することがある」などの欠点もあります。また、精製塩は海水中のＰＣＢやダイオキシンなどが完全に除かれているけれども、自然塩には残っているので、「天然だから体にいい」とも言えません。

白いごはんもパンも白砂糖も、世界で指折りの長寿国、日本、スイス、フランスの人たちが主食として、おやつの甘みとして、たっぷり摂ってきた食品。２０１９年、１１６歳でギネスブックに世界最高齢と認定された田中《たなか》力《かね》子さんも３食、白米やおかゆを食べて、まんじゅう、チョコレート、炭酸飲料やカフェオレなどの甘いものも大好き、と報じられています。白砂糖は特に高カロリーではないし、おやつに使われる程度の量で血糖値を乱高下させて糖尿病を招くこともありません。

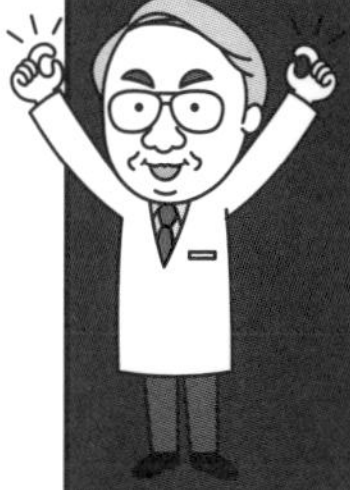

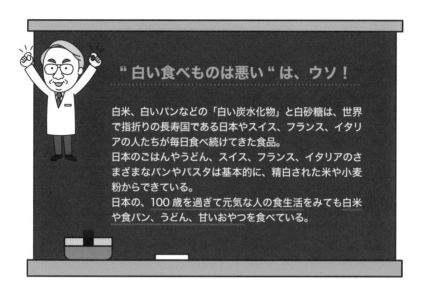

“白い食べものは悪い“は、ウソ！

白米、白いパンなどの「白い炭水化物」と白砂糖は、世界で指折りの長寿国である日本やスイス、フランス、イタリアの人たちが毎日食べ続けてきた食品。

日本のごはんやうどん、スイス、フランス、イタリアのさまざまなパンやパスタは基本的に、精白された米や小麦粉からできている。

日本の、100歳を過ぎて元気な人の食生活をみても白米や食パン、うどん、甘いおやつを食べている。


2019年、116歳で世界最高齢とギネス認定された、田中力子さんも3食しっかりごはんやおかゆを食べて、まんじゅう、チョコレート、炭酸飲料やカフェオレなどの甘いものに目がないと報じられている。

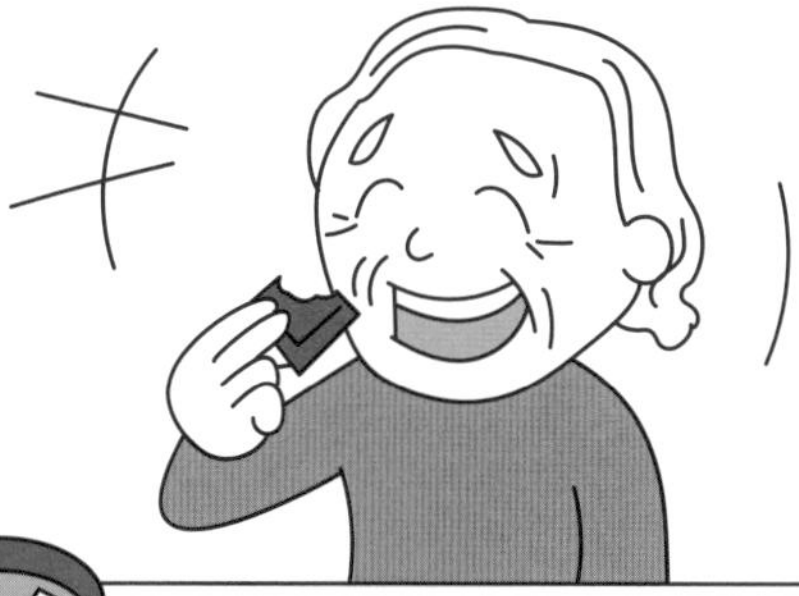

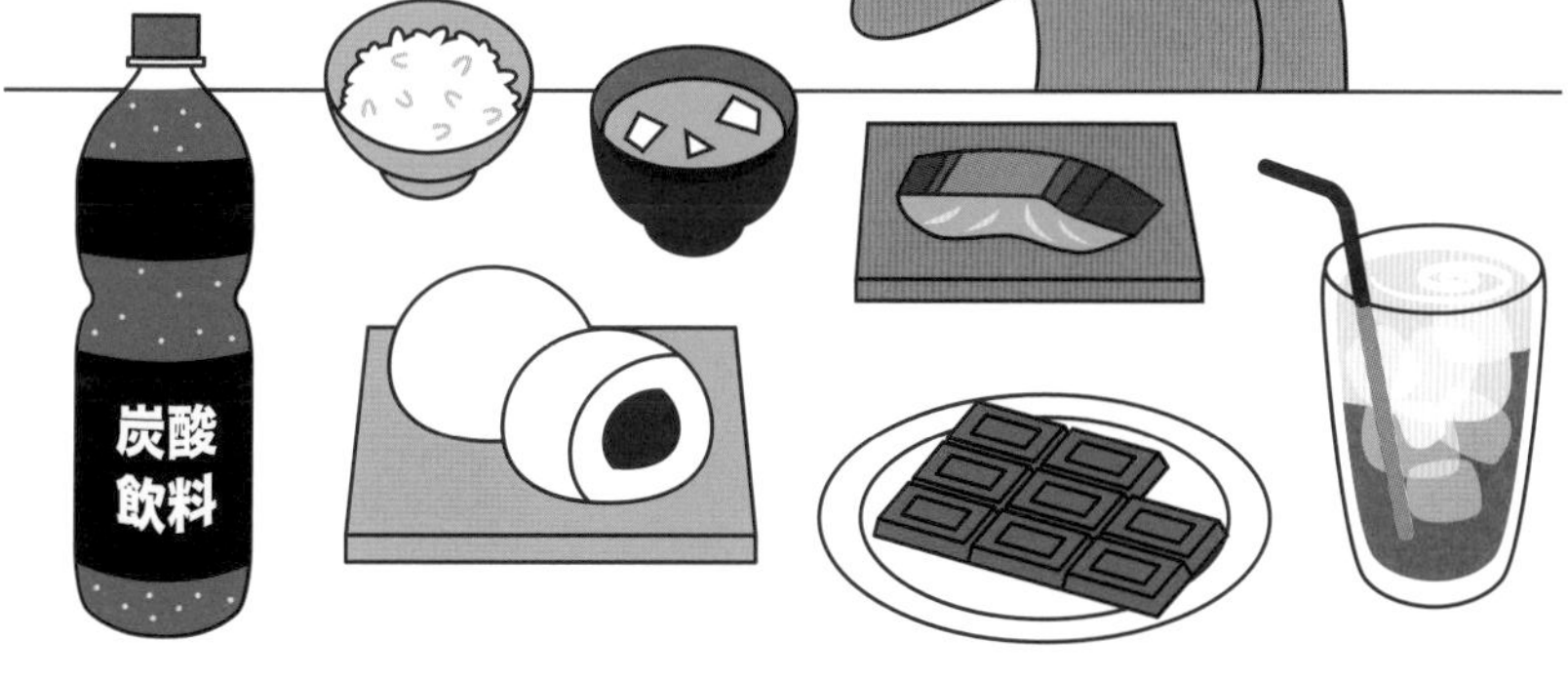

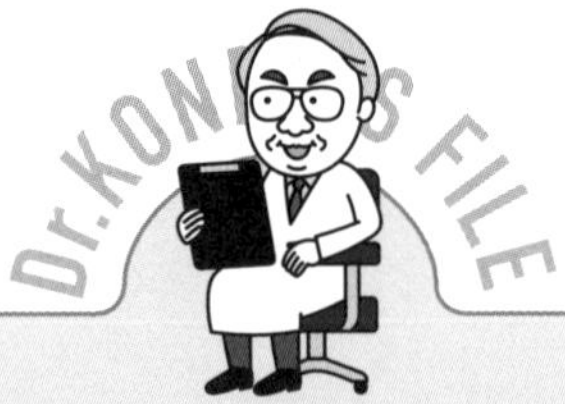

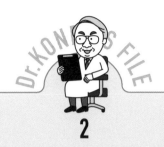

2

がん放置療法は、「がんはなんでもほっとけ療法」ではない

僕が提唱する「がん放置療法」は、「血液がんを除く、胃がん、肺がん、子宮がんなどの固形がんには基本、手出しをしない。そして痛みなどの症状をきちんと抑えていくのがいちばんラクに長生きできる」という事実にもとづきます。決して「がんはなんでもほっとけ療法」ではありません。そう言い募る医師たちは、がん放置療法を理解できていないか、わかっていてデマを流しています。

がん放置療法では、患者さんの痛みやつらさにきめ細かく対処します。「なるべく体を痛めず最大の効果を」と、とことん考えて、放射線、ステント（拡張器具）、ラジオ波などを検討します。

たとえば骨転移の痛みは、鎮痛剤や放射線治療でとる。大腸がんで腸がつまる「腸閉そく」では、内視鏡でステントを入れて便が通るようにします。手術や抗がん剤は体を痛めるので極力避ける。

慶應病院時代だけで、がん放置を希望された患者さんの経過を数百人診てきて、確認できたことが多々あります。

たとえば、市町村の健康診断や人間ドックで見つかる無症状の「がん」はほぼ、大きくならない。小さくなる、消えることもよくあります。転移が消えることもあります。大腸がんと、腎臓がんを放置したケースでそれぞれ、肺の転移病巣がいつの間にか消えていました。

がん放置療法は患者さんひとりひとりが「どうしたら一番ラクに、安全に、長生きできるか」を考えぬく方法論です。これで確実に、手術や抗がん剤治療よりも長生きできます。

第3章

医者がせかす検査、予防のクスリ、ワクチン…逃げるが勝ちです！

34

血圧をクスリで下げると ふらつき、ボケ、脳梗塞を招く

気になる人は、歩きなさい

いま日本では約2000万人が、クスリで高血圧の治療をしています。世界中の比較試験の結果を当てはめると、副作用で毎年18000人が余計に死んでいる計算になります。

この国では、高齢者の半数以上が降圧剤を飲まされています。基準値は上が140㎜Hg。でも、フィンランドで75歳～85歳の、降圧剤を使わない521人を5年間追ったら、上が180以上の人が最も長生き。140以下の人は早死にしていました。世界26ヶ国共同比較試験では「クスリで血圧を下げると総死亡が増える」、日本人1万人調査では「血圧が高くても、降圧剤を使わない人の方が14年後の自立度が高い」と報告されています。

これは生物学的にも医学的にも当たり前です。人間の体に最も重要なのは脳で、燃料のブドウ糖と酸素を血液が運び上げています。でも年をとるほど血管が硬く細くなるので、心臓が勢いよく血圧を送り出して高血圧にならないと、血液が脳に回らない。クスリで下げたらふらつきやボケ、血液が血管によどんで脳梗塞も招きます。降圧剤が、がんを招くリスクも指摘されています。

体は全力で、血圧をベストに整えています。高血圧が気になるなら、よく歩いてみてください。

140／90で高血圧とされる人の割合

	男性（%）	女性（%）
70歳代	81	71
60歳代	66	62
50歳代	63	38
40歳代	30	13
30歳代	20	6

出典：日本臨床　2015;73:1803

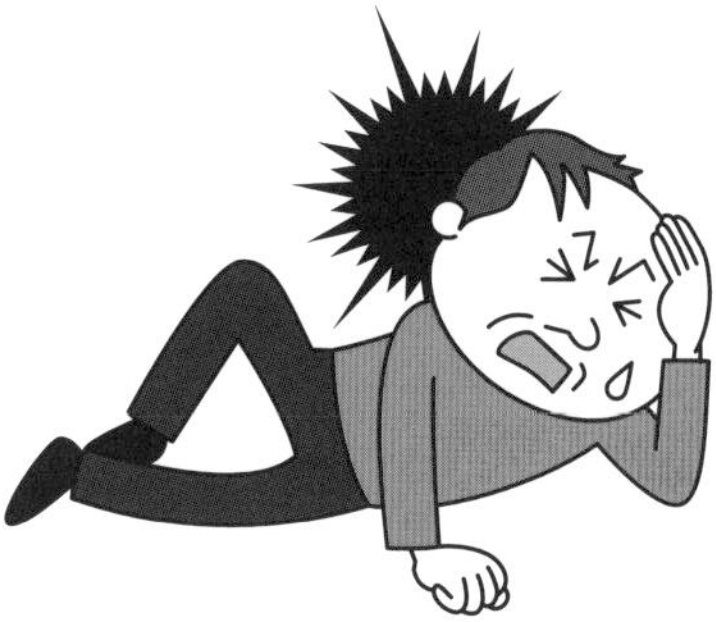

脳梗塞の発症数

プラセボ	5人
降圧剤	8人

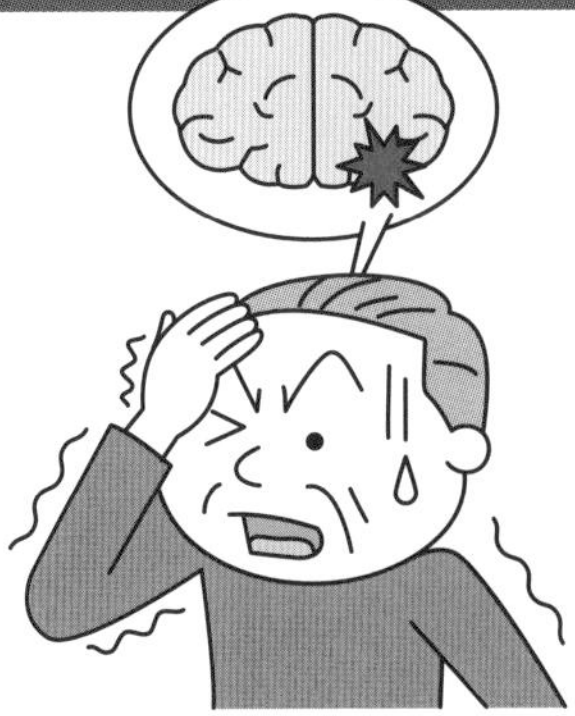

がんの発症数

プラセボ	2人
降圧剤	9人

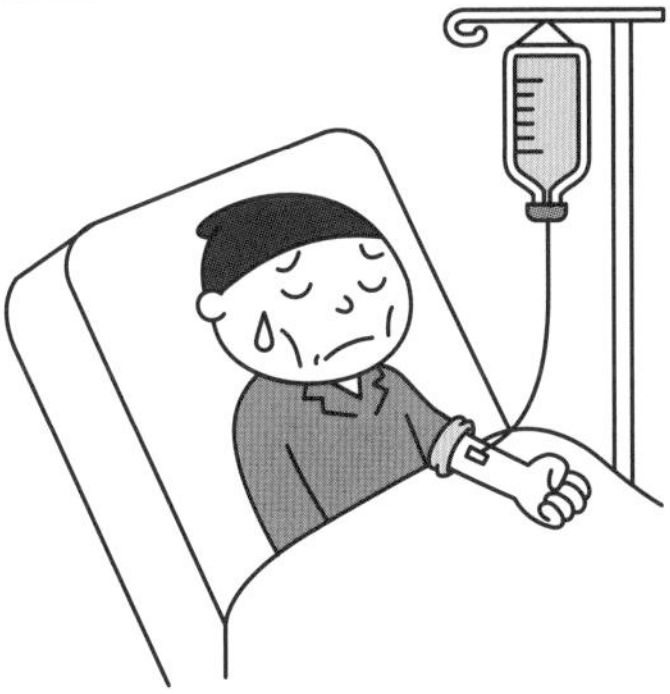

出典：臨床医薬　2000;16:1363

35

「高血糖」の基準値も低すぎる

自覚症状もないのにクスリを使うのは危険

高血圧と同じく高血糖も日本人の「国民病」にされて、糖尿病患者と予備軍の合計は2000万人（厚労省2016年調査）。しかし高血糖の基準値も不当に低く定められ、クスリで治療すると死にやすいことがわかっています。元気に暮らしているなら、数値を気にしないことです。

日本糖尿病学会は1997年、糖尿病の空腹時血糖基準値を、140（mg／dl以上）から126に落としました。米学会や世界保健機関（WHO）に追随して。でも、140の時でさえ、治療に意味があるという証拠はなかったんです。また血糖の平均値「ヘモグロビンA1c（エーワンシー）の治療目標値は6・5％未満ですが、イギリスで2万8000人の糖尿病患者を分析したデータでは「7・5付近の人の死亡率が最も低く、6・5未満の人は非常に死にやすい」。特にインスリンで治療した人たちは、8・0以上より6・5未満の方がはるかに多く死んでいました。

クスリで血糖値を下げすぎるとふらついて転倒骨折したり、低血糖発作で死ぬことも。血液中の過剰なインスリンが発がんにかかわるという報告もあります。日本人の糖尿病の9割以上は、糖質や脂肪の摂りすぎと老化による「2型糖尿病」。自覚症状もないのにクスリを使うのは危険です。

低血糖になるとどうなるか

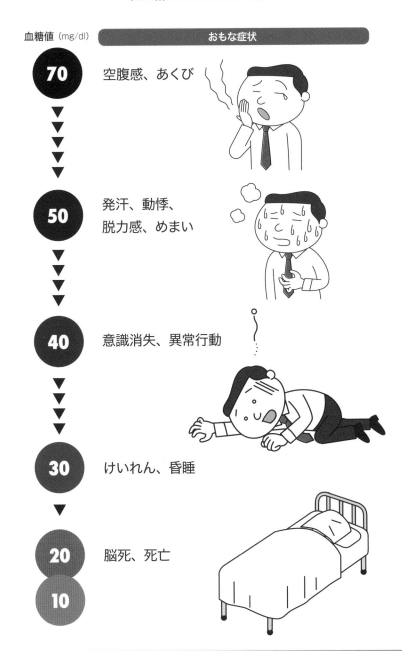

血糖値（mg/dl）	おもな症状
70	空腹感、あくび
50	発汗、動悸、脱力感、めまい
40	意識消失、異常行動
30	けいれん、昏睡
20	脳死、死亡
10	

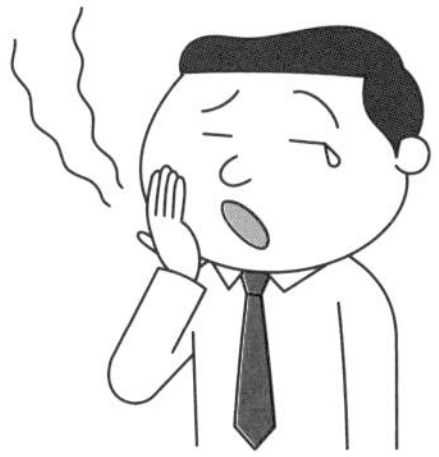

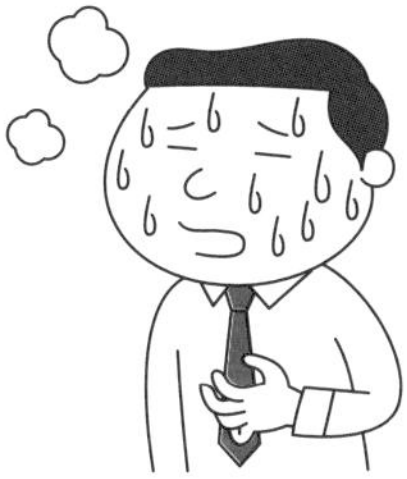

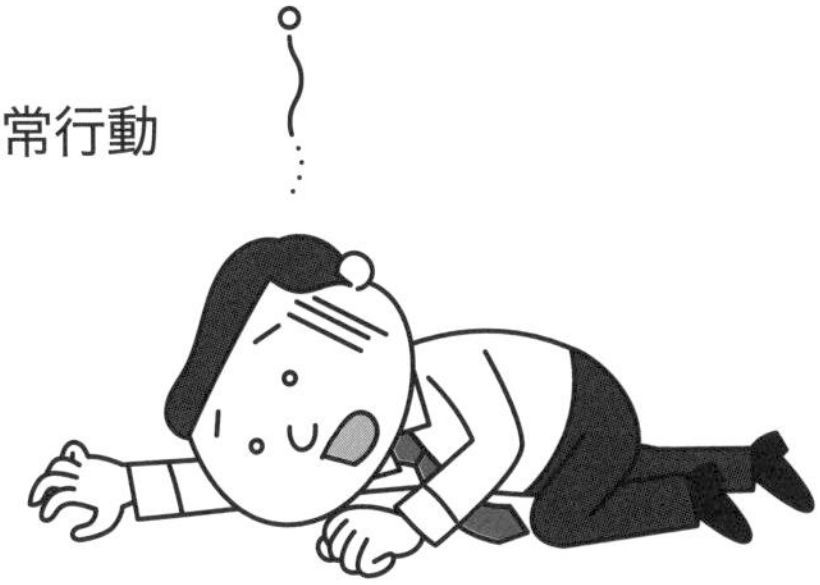

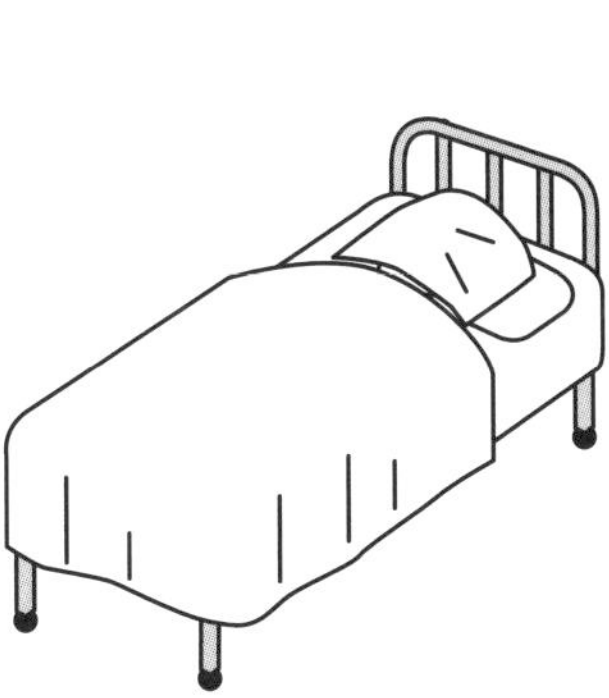

36

コレステロールは
がんとボケの防波堤

数値が「高い」人の方が元気で長寿

医者たちは「血中コレステロールが高いと血液がドロドロになり、心筋梗塞などで早死にする」と脅しますが、事実は全く逆です。「高脂血症（高コレステロール血症）」と診断された日本人、約5万人にクスリを飲ませて6年間追跡した「日本脂質介入試験」では、コレステロール値が下がるほど、脳卒中、がん、事故、自殺による死亡率、総死亡率が上がっていました。

東海大学名誉教授・大櫛陽一《おおぐしよういち》氏らが、40歳以上の男女約2万6000人を平均8年間追った結果も、「悪玉」と呼ばれるLDLコレステロール値が高いほど、死亡率が低いというものでした。

コレステロールは脂質の一種で、食品では肉、魚、牛乳、卵に多く含まれ、体内の37兆個もの細胞の膜になります。

がんは正常細胞を押し分けるように増大するので、コレステロールの多い丈夫な細胞膜は、がんの防波堤になります。また、脳の神経細胞の細胞膜の主な材料にもなるので「コレステロールが高い方がボケる心配が少ない」こともわかっています。

女性は閉経するとコレステロール値が急上昇しますが、女性ホルモンが減ったことによる生理現象で健康な証拠ですから、治療の必要は全くありません。

総コレステロール値と死因

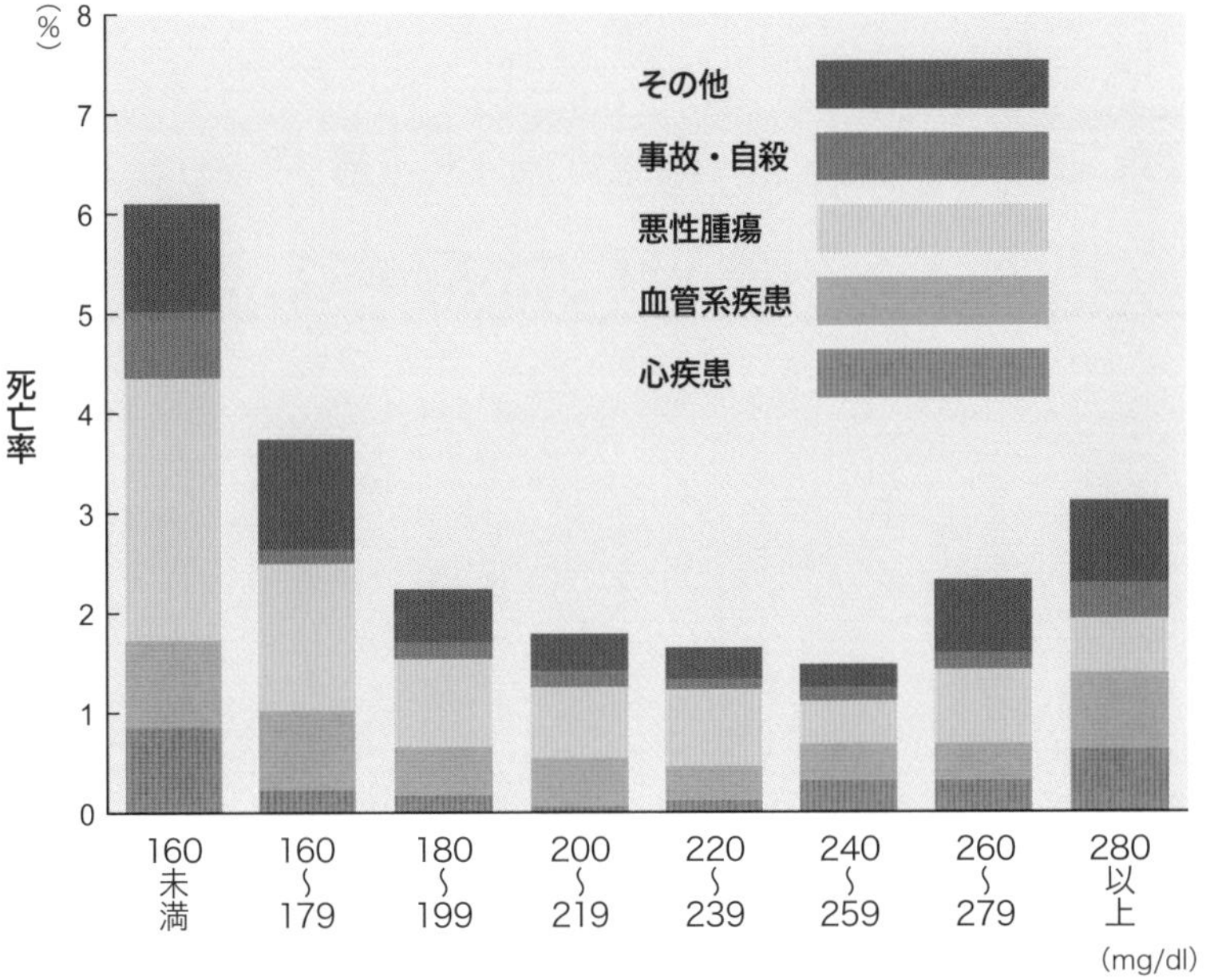

出典：大櫛陽一著『コレステロールと中性脂肪で薬は飲むな』（祥伝社）2008

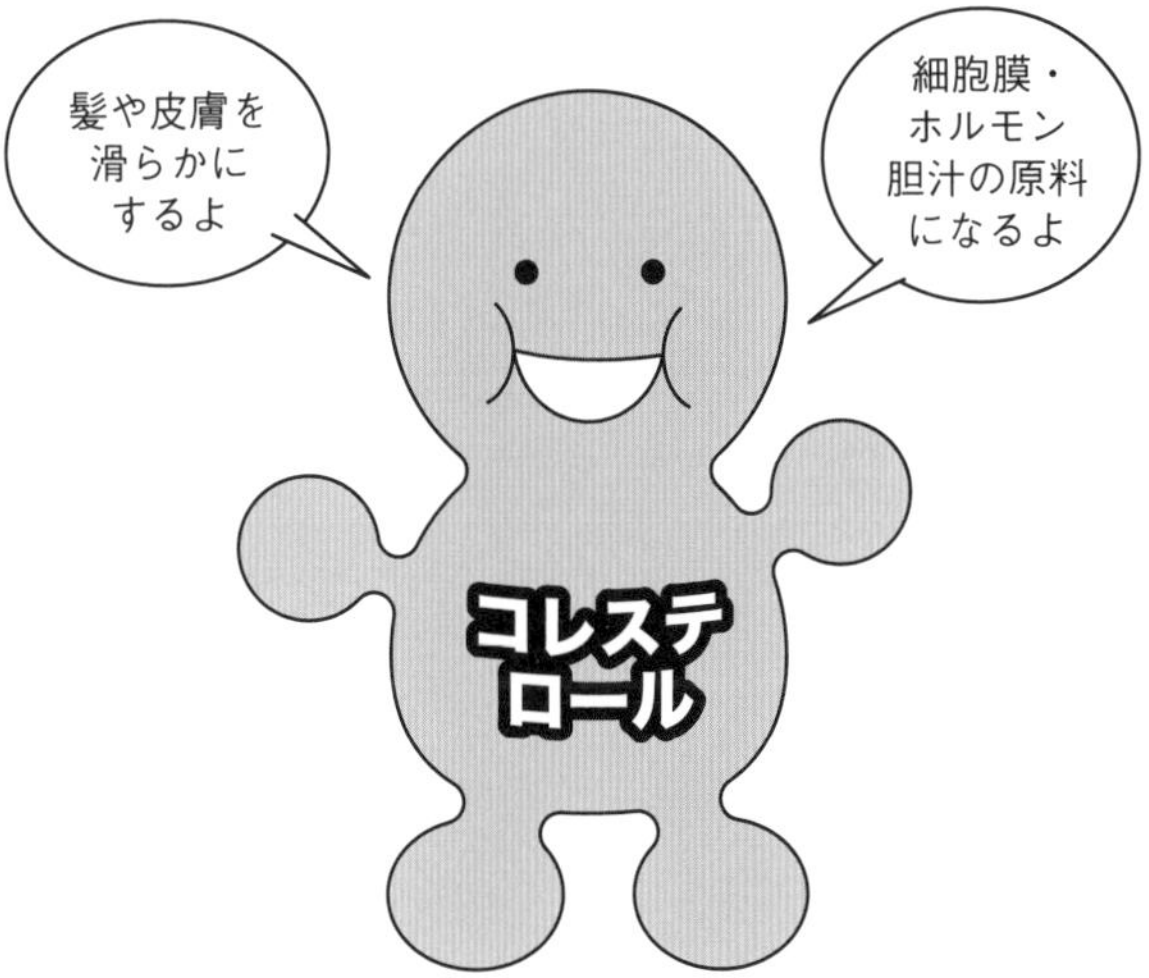
髪や皮膚を滑らかにするよ
細胞膜・ホルモン胆汁の原料になるよ
コレステロール

37

職場健診も、胃がん・肺がんの集団検診も欧米には存在しない

日本だけの「奇習」で早死にさせられる

日本人の多くは「健康のため」と信じきって、職場の定期健診や人間ドック、胃がんや肺がんの集団検診を受けています。でも、欧米にはどれも存在しません。より健康になる、寿命が延びるという証拠がないから。

1980年代、肺がん検診の比較試験がチェコスロバキアで行われました。タバコを吸う健康な男性6300人を、「3年間連続、肺がん検診を年に2回受けるVS受けない」組に分けて、さらに3年後。肺がん発生、肺がん死亡、総死亡数とも、検診を受けた人たちの方が2割以上も多かった。アメリカで行われた比較試験の結果も同様でした。フィンランドの追跡調査では、定期的に健康診断を受けて、医師の言うとおりマジメに健康管理をした人たちは、なにもしなかった人たちより、自殺や事故も含めた総死亡率が高くなっています。

欧米に職場健診や集団がん検診が存在しないのは、データを根拠にした合理的な判断です。

日本の職場健診は「毎年検査したら寿命を延ばせるはず」という思いつきから広まって、いまやサラリーマンの義務。人間ドックも日本で生まれ、根拠もなく年間300万人も受診しています。確実なのは「健康なのに〝異常〟を見つけられて不調になる人が激増している」ということです。

ムダな医療はこんなにある（氷山の一角）

	名称	概要
検診・検査	CT	X 線で人体を輪切りにした画像を撮影し､病気を発見。健康人が「がん検診」目的で受けるのは、X 線検診、PET 検診ともムダ
検診・検査	大腸がん内視鏡	カメラがついた管を肛門から挿入し、大腸をモニターで観察する。がん検診目的はムダ
検診・検査	骨粗鬆症	骨に 2 種類の X 線を当て、骨を通過しなかった X 線の量によって骨密度を測定する。改善をうたうクスリはムダで危険
検診・検査	認知症	日付などにかんする質問に答える「長谷川式」、血液採取によって判断する「MCI スクリーニング」など複数ある。認知症薬は無効で有害
手術	腰痛	骨や靭帯、椎間板を削って脊柱管を拡大して痛みをとるのが一般的。椎間板ヘルニアは手術ではなく、保存的治療が原則
手術	大腸ポリープ	内視鏡で切除する。ほっといてもがんにはならない。切除はムダ
手術	胃ろう	腹部を切って胃の中に管を通し、食物や水分、医薬品を流し込んで投与する。終末期の胃ろうは人の尊厳を害する
手術	乳がんリンパ節切除	乳がんは「センチネルリンパ節」や、「わきの下の腋かリンパ節」を切除する。ごっそり切除（リンパ郭清）はムダで有害

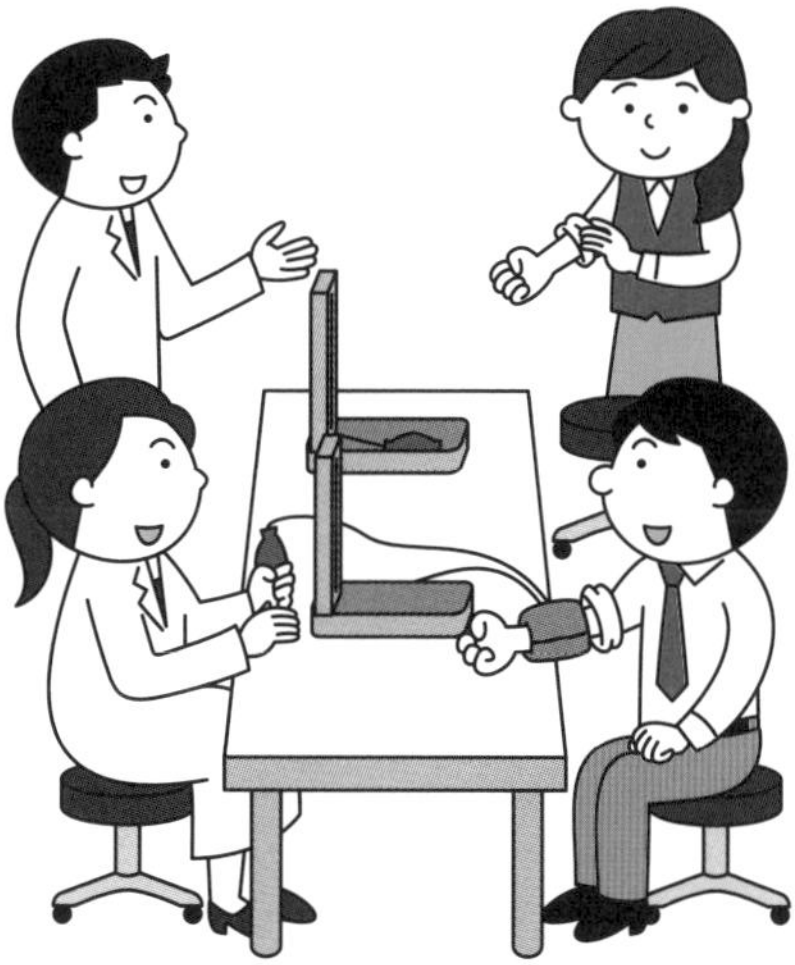

38

ワクチンは水銀などの毒入りキケン。死んでも自己責任

肺炎球菌ワクチンで総死亡が増える

日本の子どもは生後2か月からワクチンが始まって、全部受けると小学校入学までに40本近く打つことに。大人ではインフルエンザワクチンと、肺炎球菌ワクチン。しかし「有効性、必要性、副作用」からみると、「肺炎球菌ワクチンで総死亡が増える」など、どれも危険が大きすぎます。

昔は天然痘ワクチン、ポリオ（小児麻痺）生ワクチンなど、有効で必要なものもありましたが、両方の病気が消滅した今も、ポリオ不活化ワクチンを打っています。生ワクチンは生きた病原体が体内で動き回るので、ポリオ生ワクチンでは本人、周囲に感染によるマヒが出ました。不活化ワクチンもウィルスの死骸などを使った一種の毒で、ショック死も引き起こします。

多くのワクチンに水銀やアルミもアジュバント（免疫増強剤）として使われ、関節痛からアナフィラキシーショックまで、深刻な副作用の原因になる。でも、打った10分後に急死しても厚労省は「因果関係不明」。めったに副作用と認めません。子宮頸がんワクチンでは、多くの少女が歩行不能など重い副作用に苦しみ、薬害訴訟が起きていますが、国の原則は「ワクチンをすすめるが、打つかどうか決めるのは本人か親。不都合がおきたら自己責任」。死んでも自己責任です。気をつけて。

ワクチンとは？

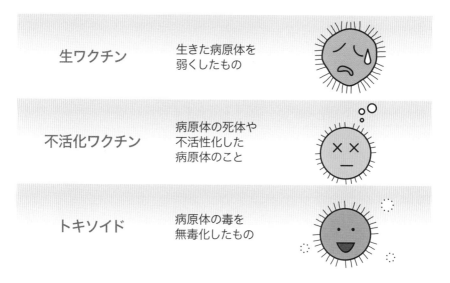

生ワクチン　生きた病原体を弱くしたもの

不活化ワクチン　病原体の死体や不活性化した病原体のこと

トキソイド　病原体の毒を無毒化したもの

子宮頸がんワクチン接種後のいろいろな副反応の病態

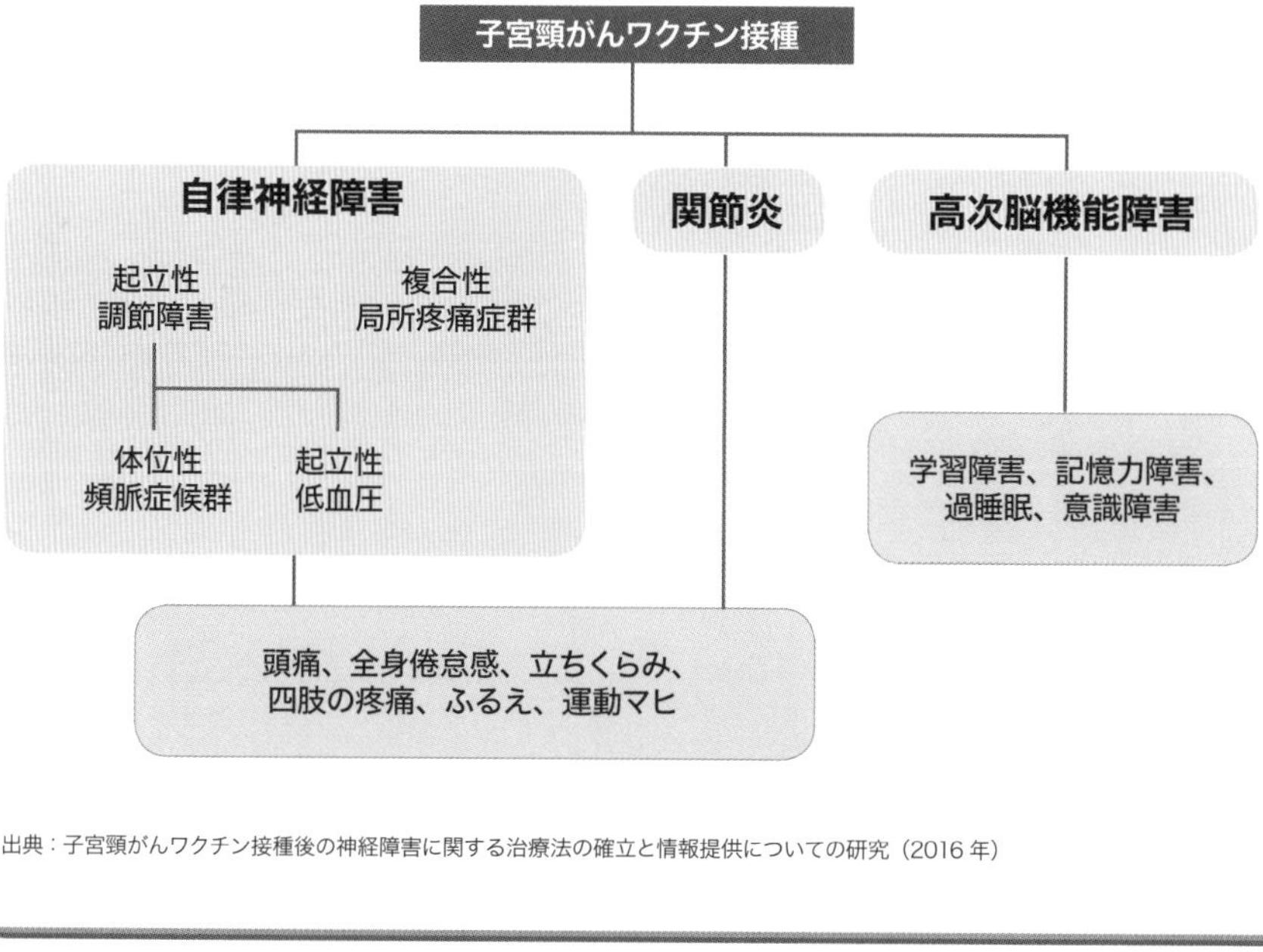

出典：子宮頸がんワクチン接種後の神経障害に関する治療法の確立と情報提供についての研究（2016年）

39

ピロリ菌を除菌しても胃がん死は防げない

除菌によって逆流性食道炎、食道がんも増える

「ピロリ菌が胃がんの原因」「胃がん予防にピロリ除菌を」。医師とマスコミの大合唱にあわてて、ピロリ菌の検査を受けたり、実際に除菌をされたかたには言いにくい事実をお伝えします。

第二次世界大戦前後の日本は不衛生で、ピロリ菌感染者が国民の6割に達しました。その人たちは70年以上もピロリ菌を持ち続けていますが、胃がんによる死亡数は、戦後一貫して減り続けています。つまり、ピロリ菌ではないなにかが、胃がんの発症を決めているわけです。

日本の比較試験では、ピロリ菌を除菌したグループの方がしない人たちより早期胃がんの発見数が減りました。しかし胃がん死亡数は減らなかった。中国の比較試験では、ピロリ除菌群は胃がん死が減った分、食道がん死が増えて、「胃がん、食道がん」による死者の合計は、除菌してもしなくても同じでした。食道がんが増えるのは、ピロリ除菌によって胃液がたくさんでて「逆流性食道炎」になりやすく、その刺激で食道粘膜が「がん化」するからと考えられています。

また中国、韓国の比較試験の結論は「ピロリ除菌で総死亡数が増える」。2種類の強力な抗菌薬を使うので、薬害によるひどい大腸炎や肺炎が増えるからです。ピロリ菌はそっとしておきましょう。

ピロリ菌って？

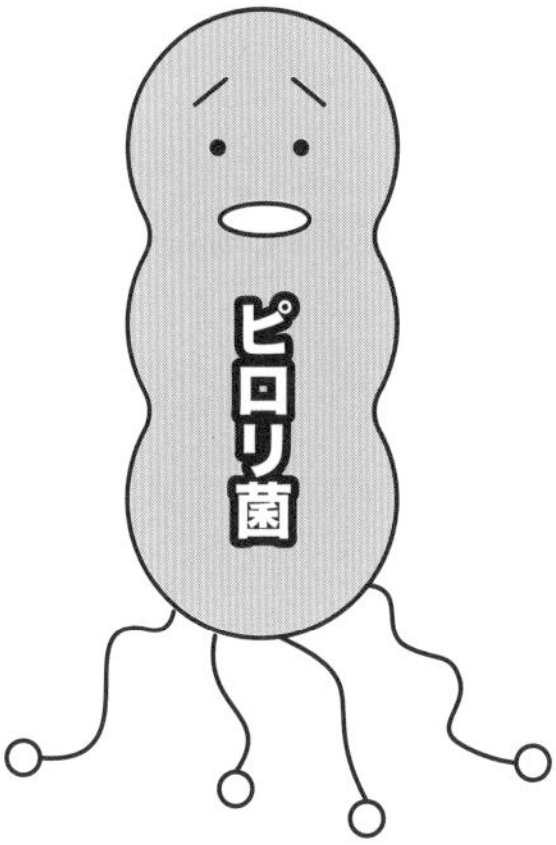

胃は、強力な酸を分泌しているためコレラ菌さえも殺します。しかしピロリ菌は、胃酸の防御装置を備え、胃の中に住み着いて生きていく。ピロリ菌は正常粘膜を弱らせ、慢性胃炎の原因になります。除菌すると胃粘膜が正常化し、胃酸分泌が増えて食道粘膜を攻撃。逆流性食道炎や、食道がんの原因になります。

ピロリ菌除菌の副作用

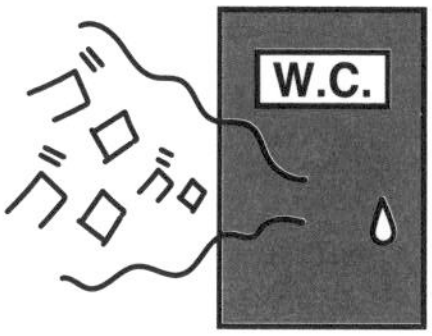

下痢

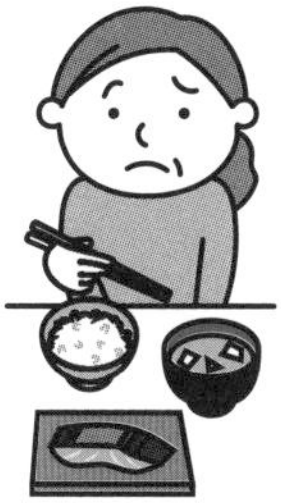

味覚障害

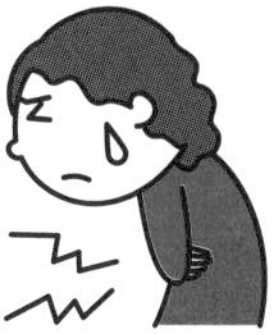

腹痛

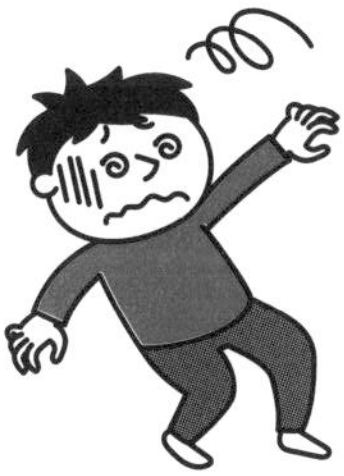

めまい

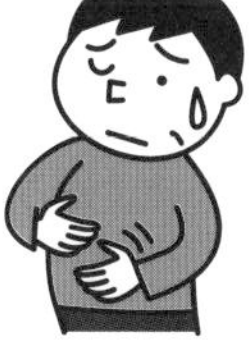

逆流性食道炎

その他……
口内炎、発熱、
じましん、肝機能障害、
などがある

40

検査で「がん」を30倍見つけても「がん死」は減らない

無意味な検査と治療に近づくな

がんは検査で早く見つけてとれば治る？　でも、ワニの口のような、左のグラフを見てください。以前の30倍以上もがんが「早期発見」されても、死亡数は減らないどころか、少し増えています。手術や抗がん剤などの「早期治療」で命を縮めた人たちでしょう。

元気でごはんもおいしいのに、検査で「気になる影や数値」「がん」を見つけられ、「精密検査を」「小さいうちに見つかってよかったですね。すぐ治療を」と、治療のベルトコンベアに乗せられる。しかし前立腺がんの「生検」ひとつでも、股間などから何本も針を刺して組織を取って、細胞を調べるので後遺症で入院したり、死ぬケースもある。がんの治療も9割、延命には役立ちません。

「抗がん剤がよく効く」とされる、乳がんの比較試験も見てみましょう。カナダで40～59歳の健康な女性8万9000人を「マンモグラフィ検診」組と「無検診・放置」組に分けて5年間追跡しました。がんの発見数はマンモ検診班の方が3割近く多かった。ところが25年間にわたって追跡し、死亡数を見たら、マンモ検診群180人、非検診・放置群171人。検診を受けた人たちの方が、死亡数が多かったのです。

検診は不幸の始まり。もし受けても「結果を見ない、聞かない」ことです。

前立腺がんの罹患者数と死亡者数 (1975～2012 年)

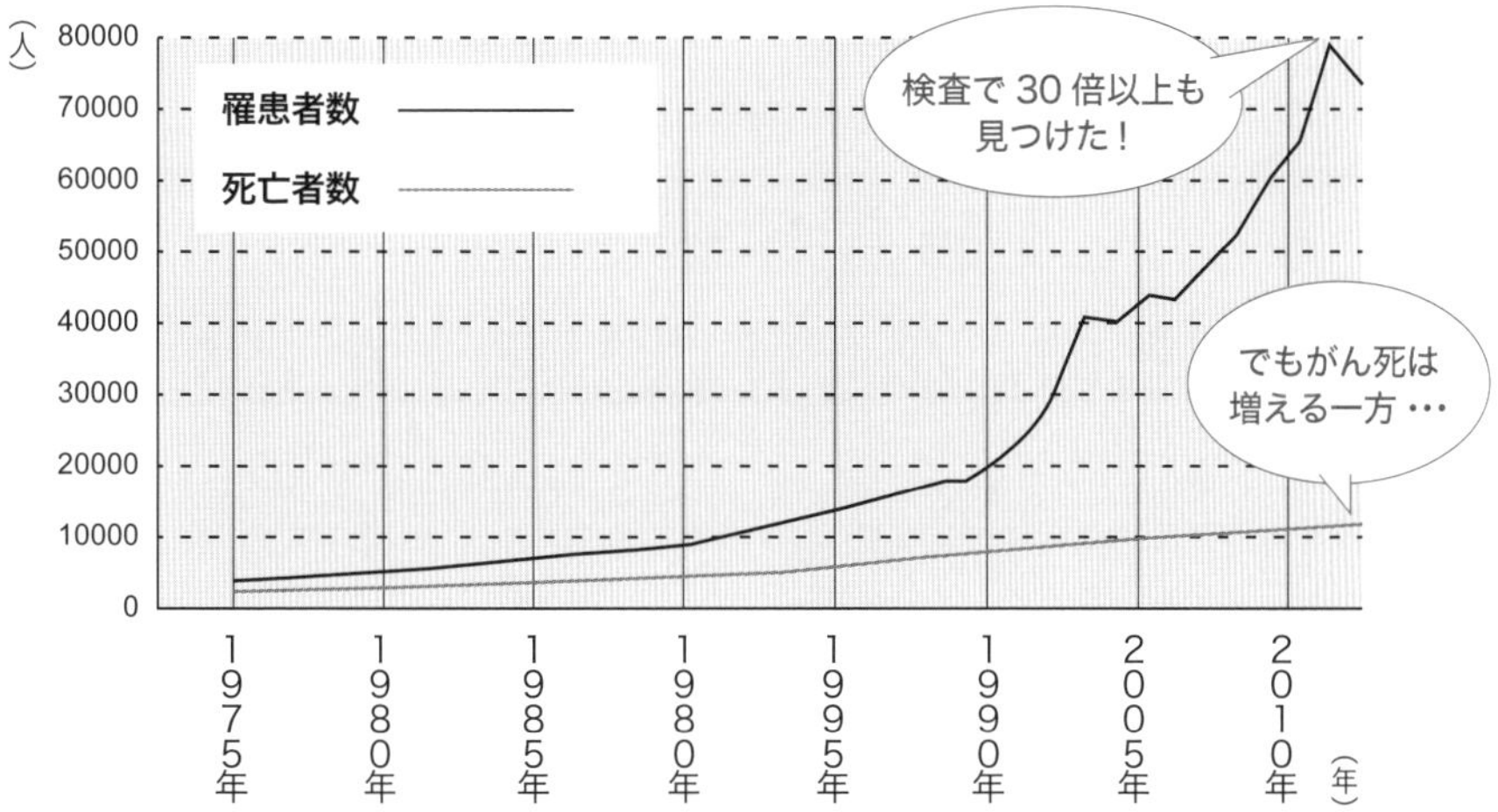

出典：国立がん研究センターがん対策情報センター「がん登録・統計」のグラフデータベース

	乳がん発見数		乳がん死亡者数
無検診・放置	524人	→	171人
マンモ検診	666人	→	180人

検診を受けない人たちは多数の乳がんが見つけだされず放置されていることになります。でも死亡数は、マンモ検診群の方が多い。早期発見・早期治療しなければ眠っている乳がんが、手術によって暴れだしたからでしょう。

41

CT検査に殺される。1回ごとに、がん発症リスクが上がる

「被ばくがこわい」と逃げ回ろう

病院に行くと、なにかといえばCT検査を受けさせられますね。この検査はエックス線（放射線）を使っていて、新たな「がん」ができるリスクがあります。子どもは特に危険です。頭を打っても「わーん」と泣きだしたら心配ないので、CT検査から逃げてください。

2011年の福島原発事故のあと「放射線被ばくでがんになる」という社会不安が広がり、東大准教授の中川恵一《なかがわけいいち》氏がよくテレビで「被ばく線量が100mSv（ミリシーベルト）以下なら人体に影響はない」「CT被ばくは7mSv」と解説していました。これは両方ウソで、当時100mSv以下でも人体に悪影響があると考えられていたため、健康人の年間の許容線量は1mSvとされていたのです。

また7mSvは胸部CTの線量ですが、実測データは9・4～27・3mSv。首～骨盤の「全身CT」では30mSv、造影剤を静脈注射して撮る「造影CT」の追加で、総計60mSvを被ばくする計算です。未成年者68万人を平均9年間追ったオーストラリアでの研究では、平均4・5mSvのCT検査によって、がん発症リスクは1回で16％上昇、3回で48％上昇と、回数に比例して上がっていました。

日本はCT保有数、検査数とも世界一。高価な機器のモトをとろうと、病院は待ち構えています。

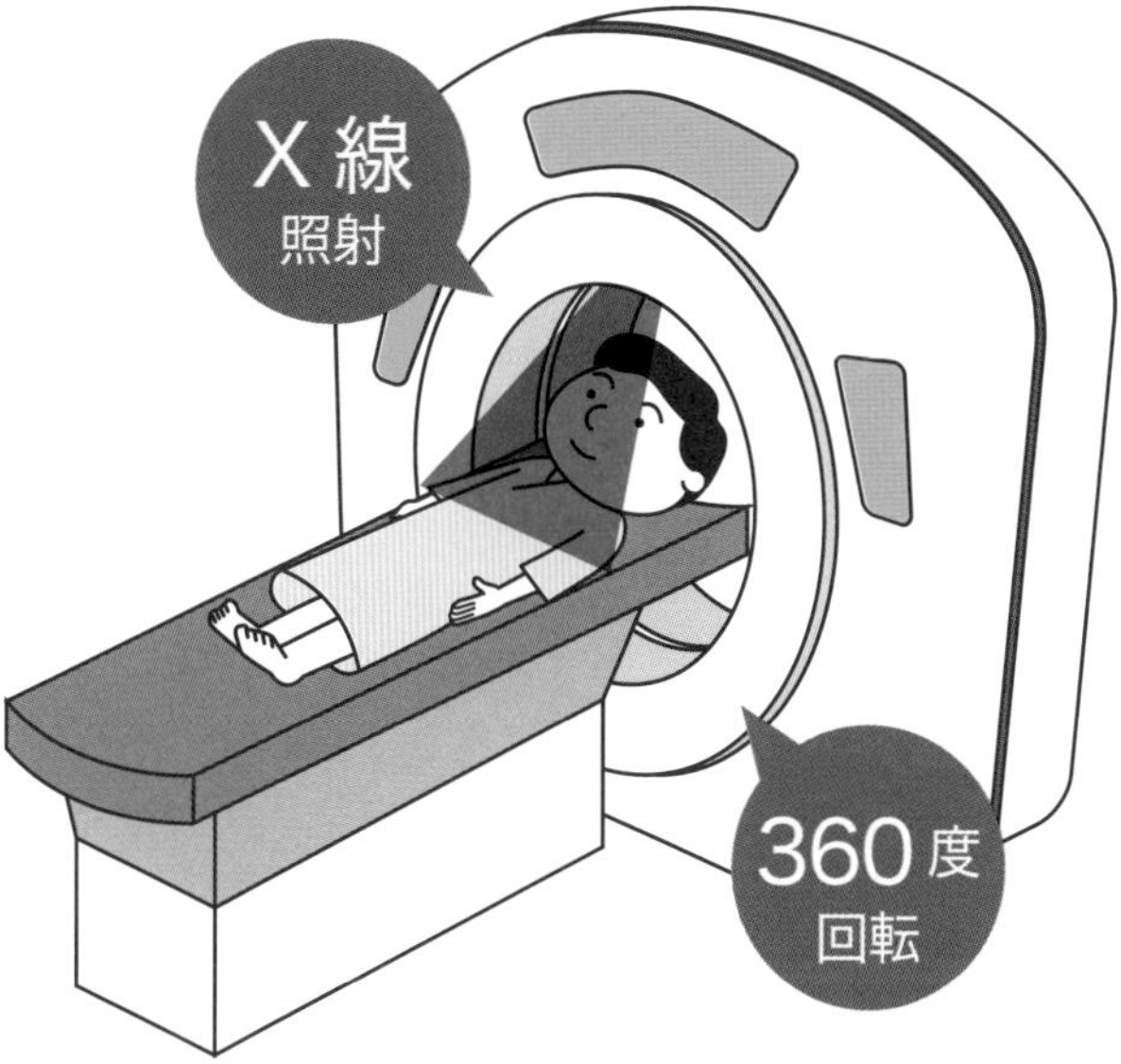

X線・CT・PET検診の種類と特徴

X線検診	CT検診	PET検診
胃、肺、乳房の検診	肺の検診	全身諸臓器の検診
被ばく線量は肺、乳房、胃の順に増え、肺と乳房の検診で受診者の総死亡数が増加。胃バリウム検診では放射線被ばくで胃がんが増える。	小さな肺がんが多数見つかるが総死亡数は減らない。肺のＸ線検診で、肺がん死亡も総死も増える。ＣＴ検診はより被ばく線量が多い。	放射線を出すラジオアイソトープを静注し、高い取りこみ（反応）を示した部位にがんを疑う。被ばく線量＝発がんリスクが最も高い。

42

ボケ（認知症）、うつ病、骨粗しょう症のクスリで身も心も折れる

効かないのに暴れる、自殺衝動、大腿骨が折れる…

僕は「ボケ」と呼ぶのが適当だと思う「認知症」の患者は、2025年に約700万人、予備軍を含め約1300万人に（厚労省推計）。「65歳以上の3人に1人は、ボケか半ボケ」という時代が目前で、アリセプト、メマリーなど主な4つの「認知症治療薬」の市場規模も2000億円。

しかし、脳細胞が老化して働きが衰えたのをクスリで治せるはずもなく、フランスでは4薬とも「有効性に乏しい」と、公的保険の対象外です。つまり効かない。なのに、たとえばアリセプトは「コリン作動薬」といって自律神経を刺激するなど、衰えた脳にムチ打つためのクスリの作用が、激しい症状を引き起こす。4薬の副作用は徘徊、妄想、わめく、暴れる、歩行困難など深刻です。

うつ病のクスリも同様です。代表的な抗うつ剤パキシルは脳内の神経物質セロトニンを補うSSRIタイプで、眠気や自殺衝動など副作用が強いのに効かない。やめようとすると心臓バクバク、耳鳴りなどの激しい離脱症状に襲われるので、減薬も大変です。最初の1錠に手をださないこと。

骨粗しょう症薬もひどい。骨のカルシウム（骨量）は増えても骨は弱るので、「アゴの骨が腐る」「大腿骨が中央部で骨折」などがおきます。クスリに頼らない方法は、第5章をご参照ください。

うつ病患者におけるプラセボ対照試験

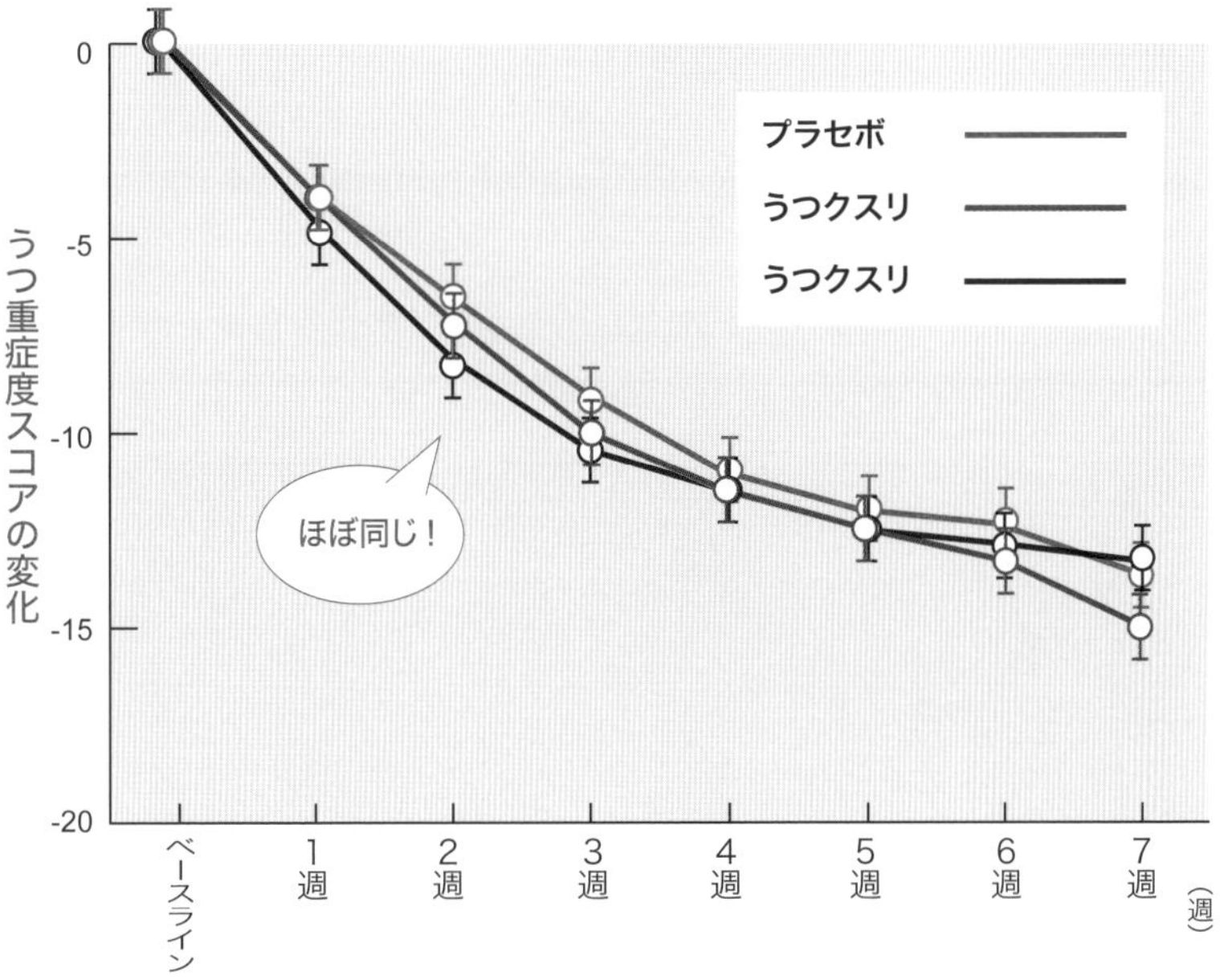

出典：J Pharmacol Exp Ther 2012;342:429

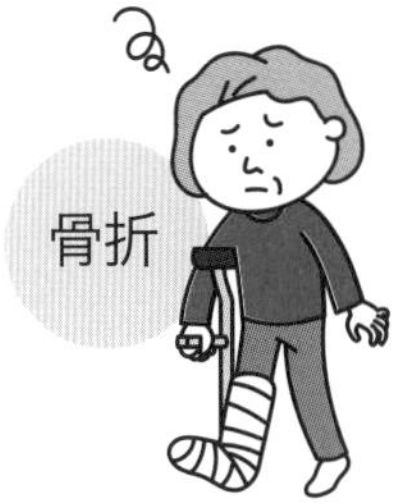

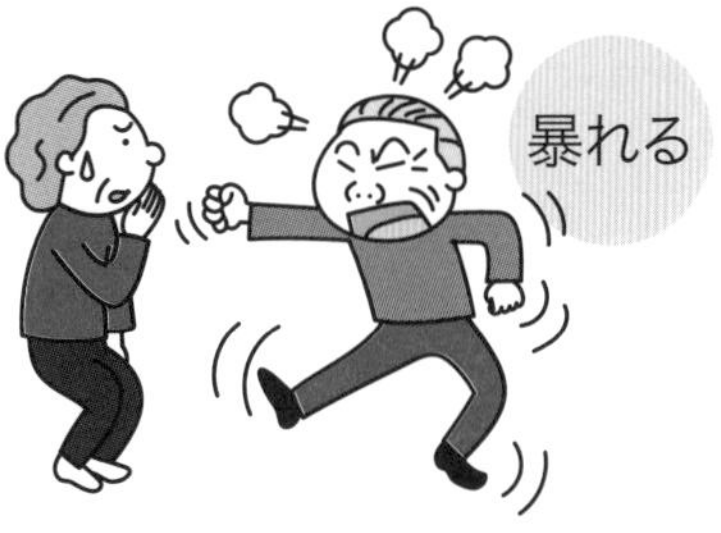

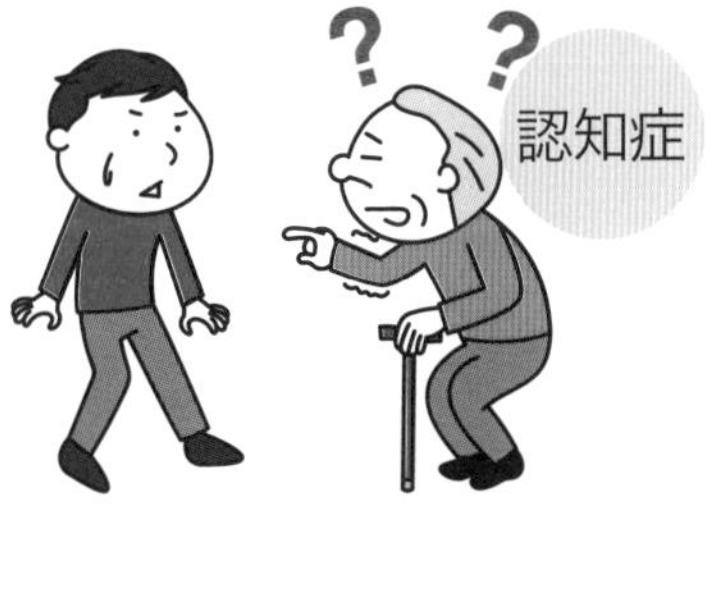

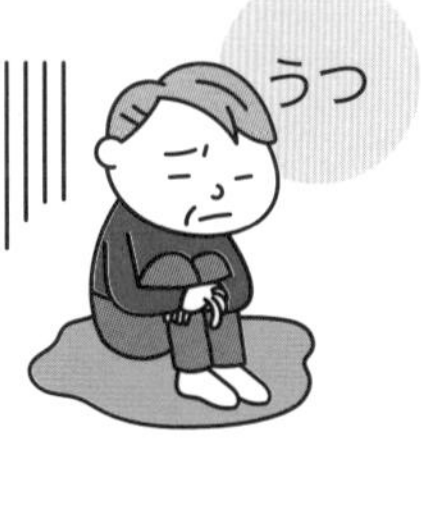

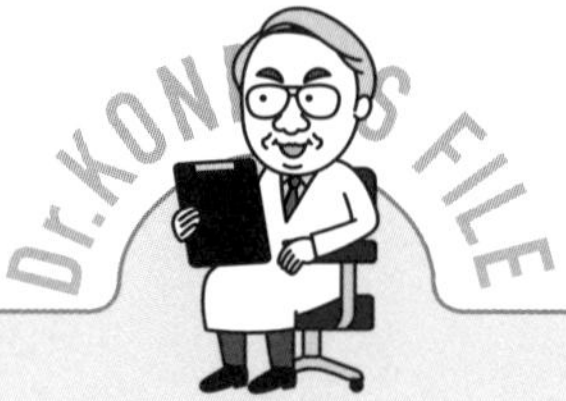

3

心不全、不整脈…。がんの薬物療法が、心臓を直撃する。「腫瘍循環器外来」が教える、副作用、後遺症の恐ろしさ

最近「腫瘍循環器外来」を開く病院が増えています。心臓や血管など、循環器にできる「がん」を診る外来？　いえ、僕は数万人のがん患者を診ましたが、心臓がんはひとつも知りません。

ではその外来の目的は？　抗がん剤や分子標的薬などの「対がん薬物療法」による副作用、後遺症としての循環器障害を診る専門外来なんです。苦しんでいる人がどれだけ多いかということです。

もっとも重い副作用や後遺症は、心不全。心臓の筋肉がダメになり、血液をうまく送り出せなくなって、「多臓器不全」で亡くなります。もうひとつは不整脈。心拍が乱れてドキドキするのはまだましで、深刻なのは、急に心不全になって急死につながるケースです。

引き金になりやすいのは、アドリアマイシンやエピルビシンなど、「アンスラサイクリン」系の抗がん剤と、分子標的薬「ハーセプチン」。どちらも乳がん患者によく使われるので、腫瘍循環器外来に駆けこむのは女性が多い。抗がん剤治療後、10 年以上たってから症状が出ることもあります。

抗がん剤が乳がんを治したり、延命に役立つというデータはなく、外来を訪れるのは抗がん剤を使わなくても生きていられた女性たちです。「副作用の少ない、いい抗がん剤がある」と医者に乗せられ、無意味な治療を続けて、心臓に蓄積した毒性で寿命を縮めることになった被害者なんです。

第4章

がん医者のこの口グセ、営業トークです

43

早く切らないと大変なことに

大学病院の「手術の名手」が平気でウソを言う

日本の医療もすごい世界になってきたな、とゾッとしたエピソードがあります。僕の外来にみえた患者さんは、人間ドックで胸腔内に6センチの腫瘍が見つかり、担当医はCTを見て「これは良性でしょう」。確かに明らかな良性腫瘍で、心臓からも遠かった。なのに国立がんセンターと順天堂大学、両方の呼吸器外科で「これは放っておくと大変なことになる。1年で心臓を圧迫する」などと脅され、手術をせかされたそうです。心臓を圧迫なんて起こり得ないし、手術する必要も全くなかった。

順天堂の医師は手術の名手として鳴る主任教授でした。手術数が多いから若手医師が多く集まり、病院側も集めたい。手術を増やすことが運営上なにより大事なんです。そばには若手医師がいて、教授が良性腫瘍の患者に大ウソをつくのを聞いていたはずです。良性腫瘍でこれほどのウソが許されるなら、がんならもうなんでもありだと、学習したのではないでしょうか。

また、がんの疑いがある甲状腺腫で東京・表参道の伊藤病院を受診した患者さんは医師に「3か月後には大変なことに」と脅され、「手術うけます」。「それでは6か月後に手術しましょう」。「はっ?」。漫才ですね。僕の見立ては手術の必要なし。切ると声が出なくなるなど、後遺症がひどいケースでした。

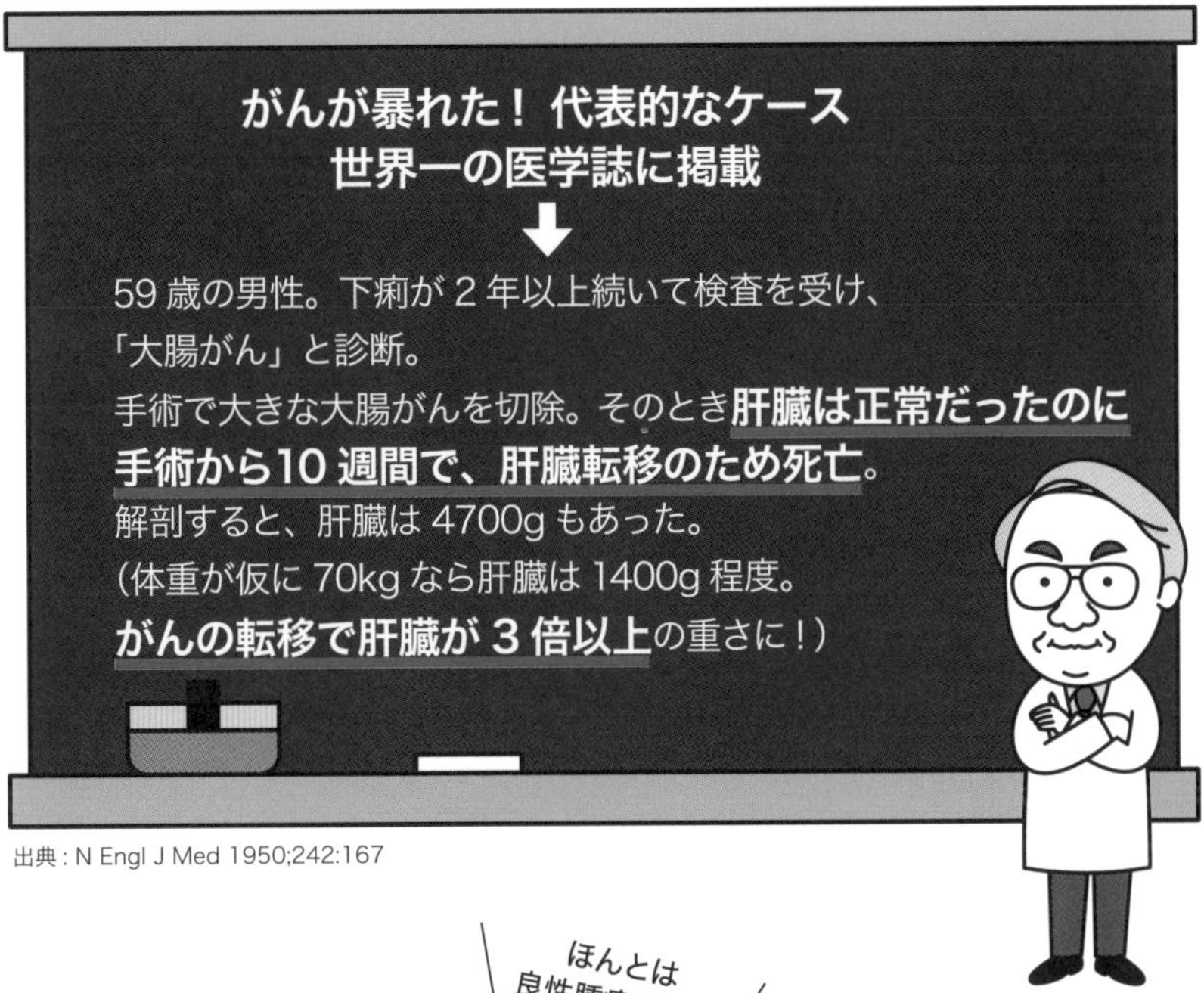

がんが暴れた！ 代表的なケース
世界一の医学誌に掲載
59 歳の男性。下痢が 2 年以上続いて検査を受け、
「大腸がん」と診断。
手術で大きな大腸がんを切除。そのとき**肝臓は正常だったのに**
手術から10 週間で、肝臓転移のため死亡。
解剖すると、肝臓は 4700g もあった。
（体重が仮に 70kg なら肝臓は 1400g 程度。
がんの転移で肝臓が 3 倍以上の重さに！）

出典 : N Engl J Med 1950;242:167

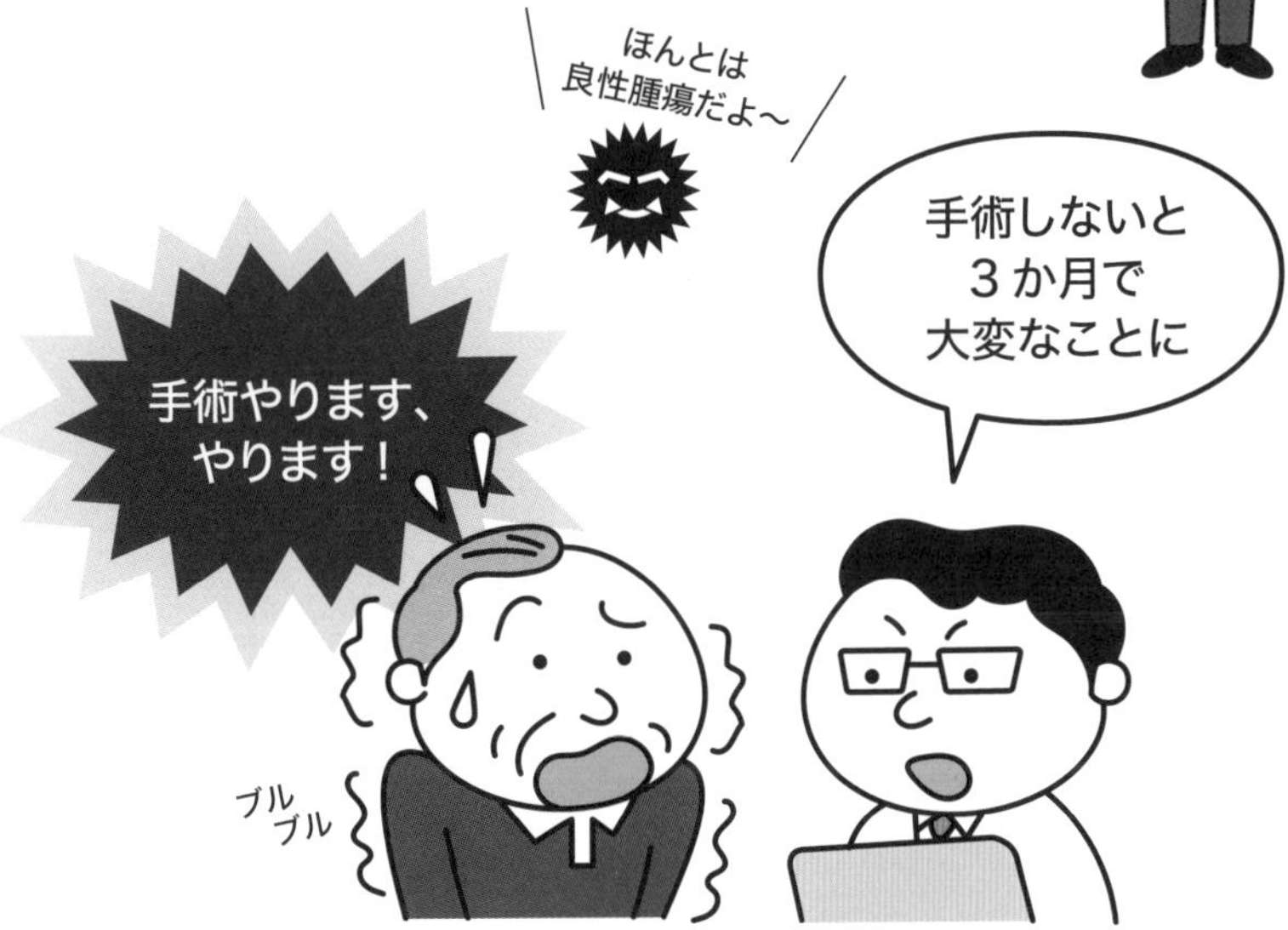
ほんとは
良性腫瘍だよ～
手術しないと
3 か月で
大変なことに
手術やります、
やります！
ブル
ブル

44

がんが広がらないようリンパ節も切ります

リンパ節切除は欧米では行われていない、無意味・有害な悪習

日本では、胃がん、肺がん、乳がん、子宮がんなどの手術のとき、周辺のリンパ節も同時に切除します。欧米では「リンパ節切除は無意味・有害」として行っていないのに、「がんはリンパ節から肺や肝臓に飛ぶから、予防のため」と。

しかし胃がん、子宮がんなど内臓のがんでは、リンパ節切除群の方が、がん死亡数も総死亡数も多い。大手術になるからがんを暴れさせるのでしょう。

胃がんの比較試験論文は、リンパ節切除で死亡が増えたのに「治療成績が改善」という内容に化けました。主導したのは国立がん研究センター出身の外科医、笹子《ささこ》三津留《みつる》氏。生存率の計算のときリンパ節切除群だけ早死にしそうな患者たちを除いて計算し、生存率を高く見せかけた。しかし術死患者は、リンパ節放置群15人、切除群は32人とはるかに多かったんです。笹子氏は大学教授になり、今や胃がん手術の「神の手」です。術死を増やす神の手。なんと危険で矛盾した存在なのか。

リンパ節切除の後遺症はひどいです。乳がんでは腕が上がらず、子宮がんでは自力で排尿できないなど。しかし広範囲のリンパ節切除をする病院は若手医師の人気が高く、臓器切除だけだと研修希望者が集まらない。リンパ節切除は手技が複雑で、技量を磨けるから。患者は実験台です。

ステージ1の子宮体がんの死亡率

（英国など４カ国、85の病院で、ステージ1の子宮体がん（がんが子宮内にとどまっている）1400人を、①子宮全摘グループと、②子宮全摘＋骨盤内リンパ廓清（ごっそりとる）グループにわけて手術した調査）

	死亡数	その後再発した率（膣、骨盤内、肺、肝臓など）
子宮全摘	88人	75人
	↓ +15人	↓ +23人
子宮全摘＋リンパ廓清	103人	98人

リンパ廓清をしたことで、死亡数が増え、再発率も高くなっている。

比較試験結果（再発がなく、かつ生きている率を示す）

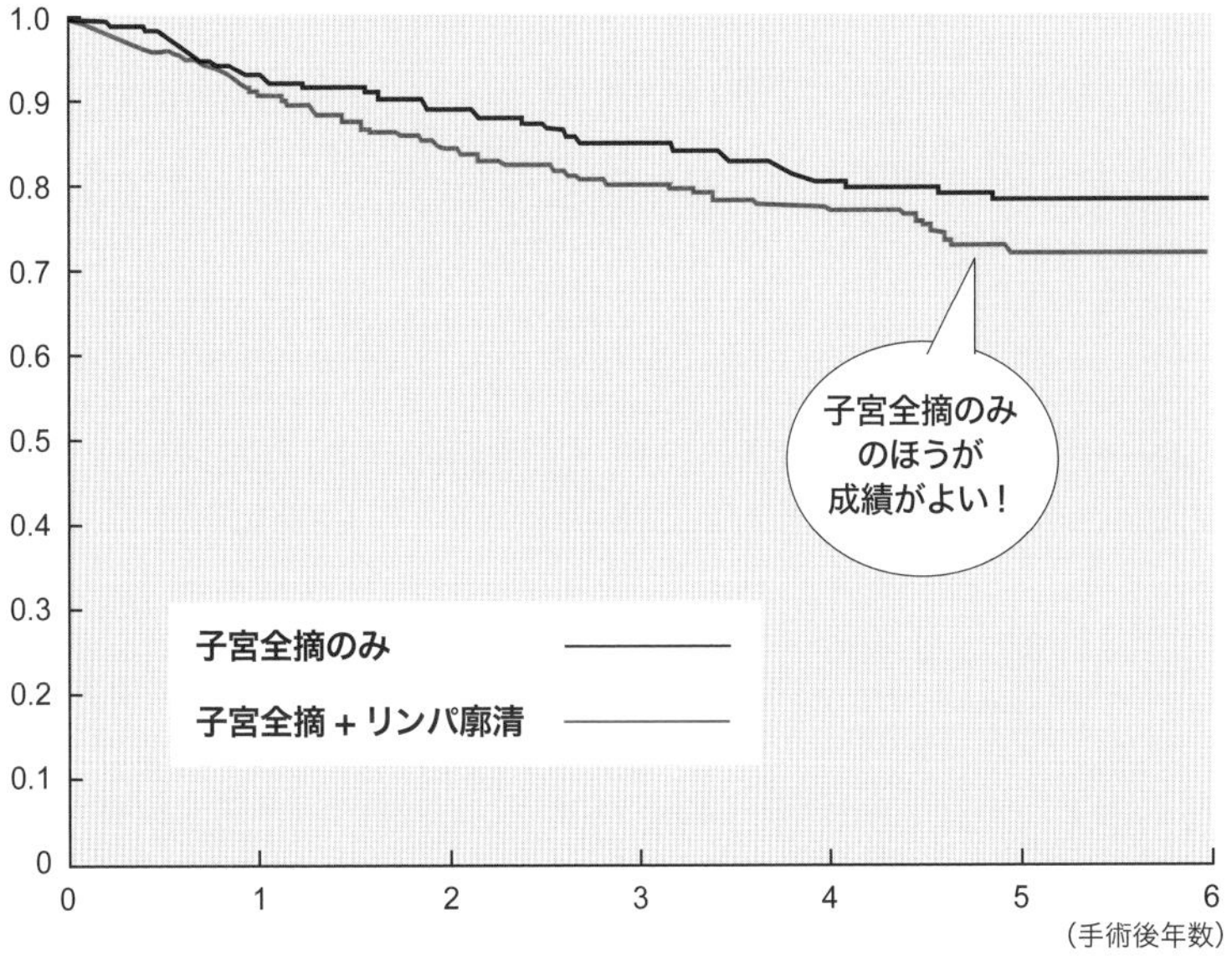

出典：Lancet 2009;373:125

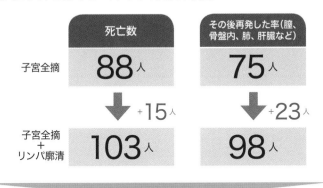

45

治療しないと余命○か月

放置した患者を見たことないのに、キッパリ言い放つ

「余命4か月なんて、納得できなくて」。僕の外来にみえた77歳のAさんは、腹部に異常を感じて地元の総合病院で検査した結果、「腹膜に転移のある卵巣がん」と診断されました。抗がん剤治療と手術をすすめられて「こんなに元気なのに…」とためらうと、担当医は「治療しないと余命4か月」。Aさんは自分がすぐ死ぬとは思えず、「近藤誠セカンドオピニオン外来の紹介状がほしい」。

担当医はその場でネット検索して初めて僕のHPを見て、顔色が変わったそうです。紹介状には「本人は抗がん剤や手術をいやがっています。病状にかんがみ、妥当な判断だと思います」と書いてあり、Aさんと家族は「そんなこと、ひと言も聞いてないです」と、仰天していました。

文面から見て、この医者は治療経験豊富で内心「卵巣がんは治療しない方がいい場合がある」と思っている。しかし一度でも患者・家族の前で「放置」を認めたら、次も認めなければならない。放置してラクに長生きする患者さんが続出したら、がん治療は崩壊します。だから、どんな進行度の患者にも、「治療しないと余命○か月」とデタラメを言ってでも、治療を強要するわけです。

断言できますが、飛行機で上京できたほど元気なAさんが4か月で逝くのは、治療したときだけです。

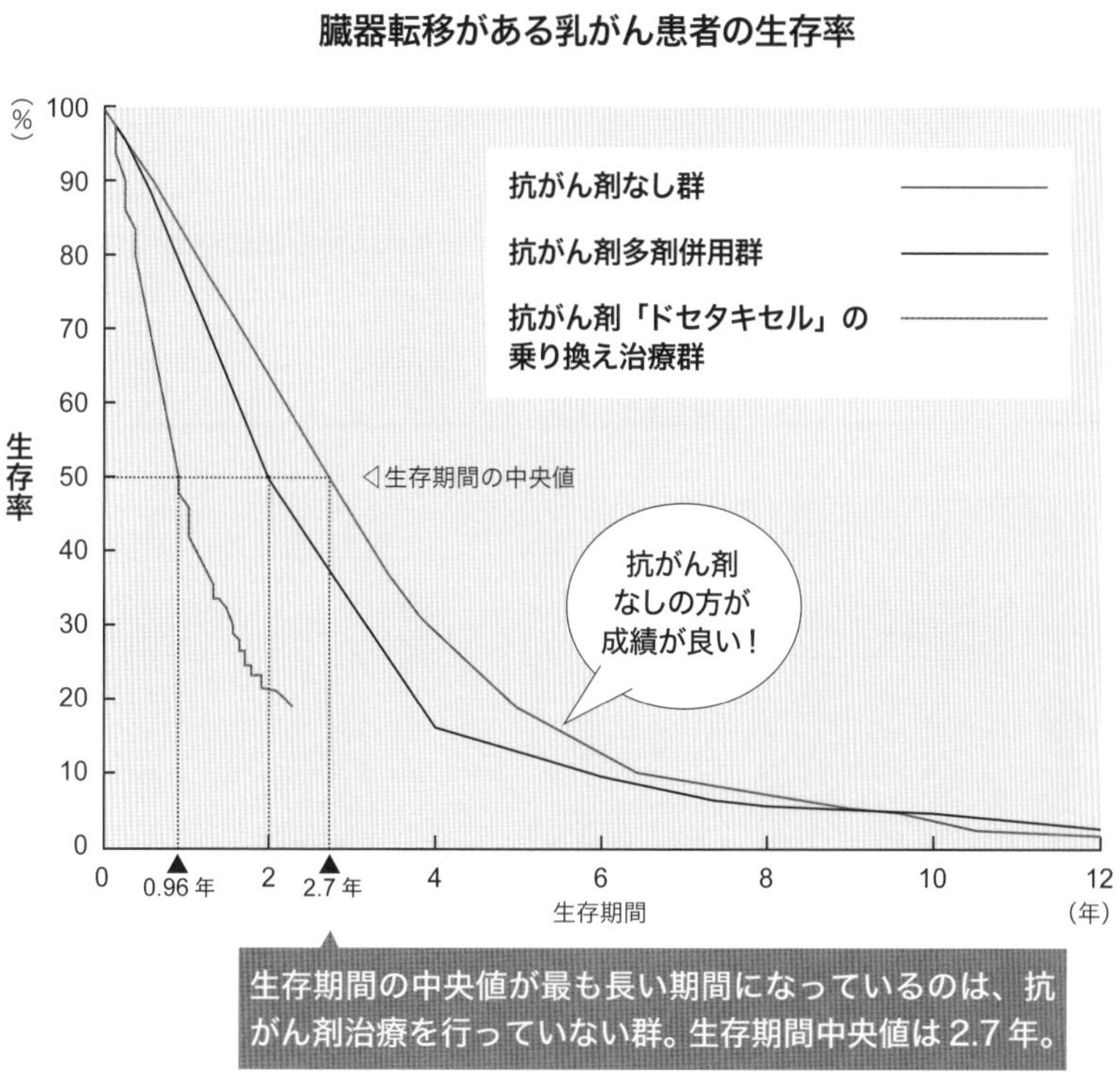

出典：近藤誠『がん治療で殺されない7つの秘訣』（文春新書）

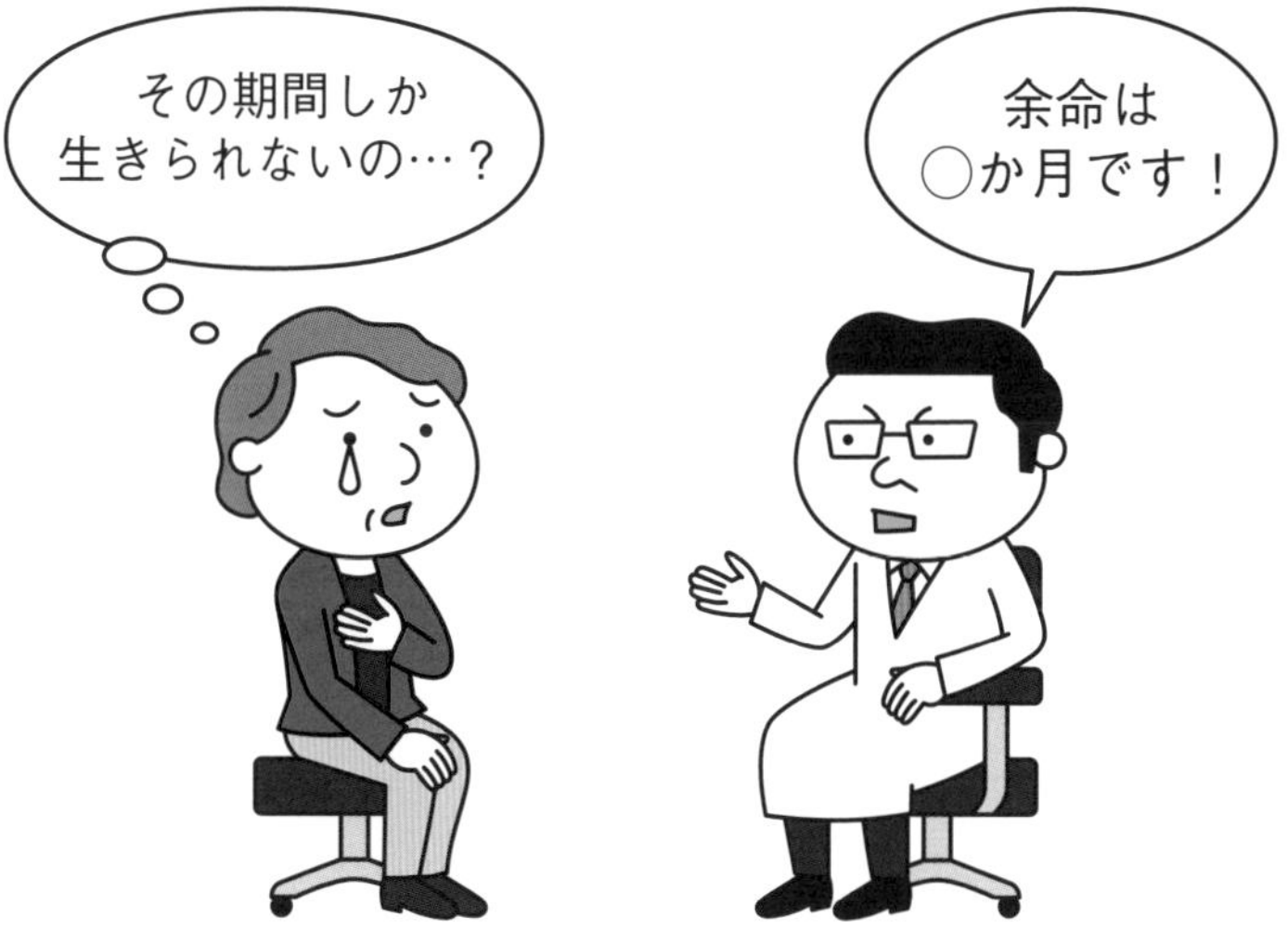
その期間しか
生きられないの…？
余命は
◯か月です！

46

がんと闘ってやっつけましょう

がん細胞はエイリアンじゃない。正常細胞から分かれた「身内」です

「がん」と宣告されて頭が真っ白になり、恐怖に震えているとき、医者に「がんはやっつけられます」「一緒にがんと闘いましょう」と力強く言われたら？　思わず、すがってしまいますね。

でも、よく考えてください。「がんと闘う」とは手術の場合、正常に働いている胃や肺を切ったり、全部取ってしまうということ。手術は人工的な大ケガです。手術の合併症や後遺症がでて、食事や呼吸を始め日常生活が苦しく不便になり、死ぬことさえあります。医者は「一緒に闘いましょう」と言っても自分の体を傷つけるわけではないから高見の見物。それが「闘う」ことでしょうか。

がんは毒を出すわけではないので、どんなに大きくなっても、呼吸、食事、排泄ができていればそれ自体では死にません。僕は、乳がんを放置して皮膚が破れてきたり、直径が10センチ以上になった患者さんを数百人診てきました。ほぼ例外なく元気でした。症状から見て9割以上は、臓器転移がひそんでいたはずですが、手術を受けなかったから、がんが暴れださなかったのだと思います。

がん細胞は敵でも、異物でも、エイリアンでもありません。自分自身の正常細胞がちょっと変異して育ってきた「身内」です。むやみに手出しをしないで、平和共存する道をさぐりましょう。

正常な細胞が悪性腫瘍（がん）になるしくみ

正常細胞の遺伝子が変異	たばこ、排気ガス、発がんウイルス、農薬、放射線などで、遺伝子が変異する
▼	
変異遺伝子がたまる	正常細胞に、変異遺伝子がたまっていく
▼	
細胞ががん化する	正常細胞が、がんに変わる。変異遺伝子の組み合わせによって、がんの性質は異なる
▼	
いろいろながん細胞	発生場所の、そとに染み出るもの（浸潤がん）、染み出ないもの（非浸潤がん）、血液にのって臓器に転移するもの、しないものなど
▼	

がんが検査で見つかる。症状が出る

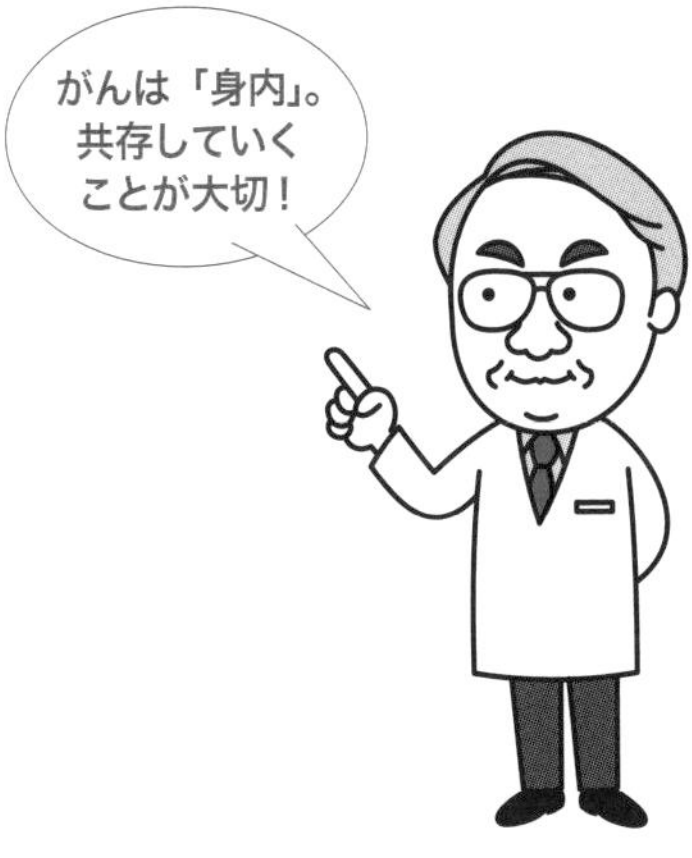
がんは「身内」。
共存していく
ことが大切！

47

副作用の少ない、いい抗がん剤がありますよ

「副作用止め」が進歩して、皮肉にも死にやすくなった

副作用の少ない抗がん剤なんて、この世にありません。今使われている抗がん剤には昔ながらのものも多いし、どんな新薬も同じ「細胞毒」。単に、一緒に使われる「副作用止め」が進歩しただけです。とりわけ「吐き気どめ」は優秀で、昔ゲーゲー吐いていた抗がん剤を投与されても、いまはウソみたいにラクだったりします。またステロイドは「体調がいい」と感じさせる力が強く、食欲増進剤としても働くので、抗がん剤につきものだった「ダルさ」「食欲不振」がいまは激減しています。しかし皮肉にも、体感する副作用が減ったために患者が死にやすくなっています。

抗がん剤は細胞内の遺伝子を傷つけて「変異遺伝子」にしたり、細胞内の微小な器官を傷つけて正常な働きをさまたげたり、細胞を殺したりします。正常細胞がやられなくても変異遺伝子や細胞内の傷は残り、その細胞は次の抗がん剤治療で死にやすい。患者が副作用を体感しなくても、からだの臓器や組織には、抗がん剤の悪影響が1回ごとに蓄積して、永久に残ります。

以前は患者さんが治療に根を上げていましたが、いまは「副作用止め」にだまされて、抗がん剤治療をずっと受け続ける。そして蓄積した毒性に突然、命を奪われます。抗がん剤は、ロシアンルーレットと同じです。

よく見られる副作用と現れやすい時期

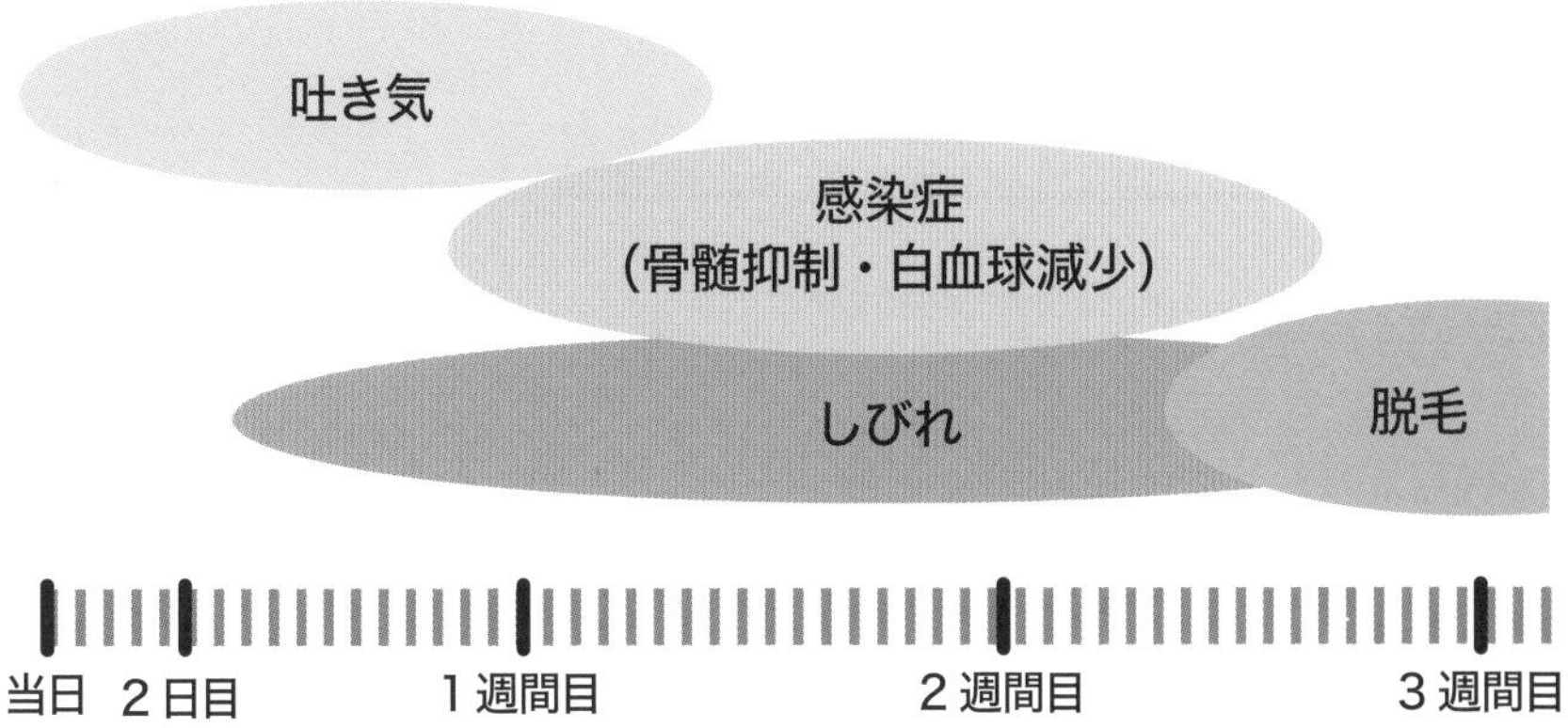

出典：国立がん研究センター中央病院『ドセタキセル単独療法の治療を受ける患者さんへ』から抜粋

現れやすい症状

24時間以内	アレルギー反応（痒み・発疹・血圧低下等）、吐き気、嘔吐、発熱など
1～2週間	疲れやすさ、だるさ、食欲不振、吐き気、嘔吐、下痢、口内炎、胃もたれ、貧血、血小板減少、白血球減少（この2つは重篤で、死に至ることがある）
数週間から数か月	皮膚症状の変化（角化・しみ等）、手足のしびれ、脱毛、膀胱炎、味覚障害、感染症、肺炎、肝機能・腎機能障害、爪の変形や変色など

48

医学の進歩で、がんは治る病気に

がんは40年ずっと日本人の「死病」トップ

医療技術は確かに進歩しました。ロボット手術も普及したし、特定の分子を狙い撃ちする「分子標的薬」や、オプジーボのような「免疫チェックポイント阻害剤」が続々と開発され、承認されています。しかし、治療成績は向上していません。がんは40年ずっと日本人の死因の第1位です。

ロボット手術で、臓器に転移のある「本物のがん」は治せません。分子標的薬は、特定の分子を持つがん細胞を死滅させるけれども、同じ分子が正常細胞や正常組織にも分布しています。

ノーベル賞をとった「免疫チェックポイント阻害剤」のオプジーボも、がんの生存率を改善していません。実は力が弱く、がんが縮小するのは10人中2人程度。評判の悪い「細胞毒」抗がん剤と同レベルです。その2人も（生きていればですが）、いずれがんがリバウンドします。一方で「自己免疫疾患」と呼ばれる、肺炎、心不全などの致命的な副作用が生じやすい。

がん治療には「臓器転移の根絶は不可能」という宿命があります。がん細胞は正常細胞の構造、機能、性質を受け継いでいるから、がん細胞をたたくクスリや方法は、正常細胞や正常組織も痛めてしまう。がんを治せないのは、がん細胞が「身内」だからです。

おもな死因別にみた死亡率（人口10万対）

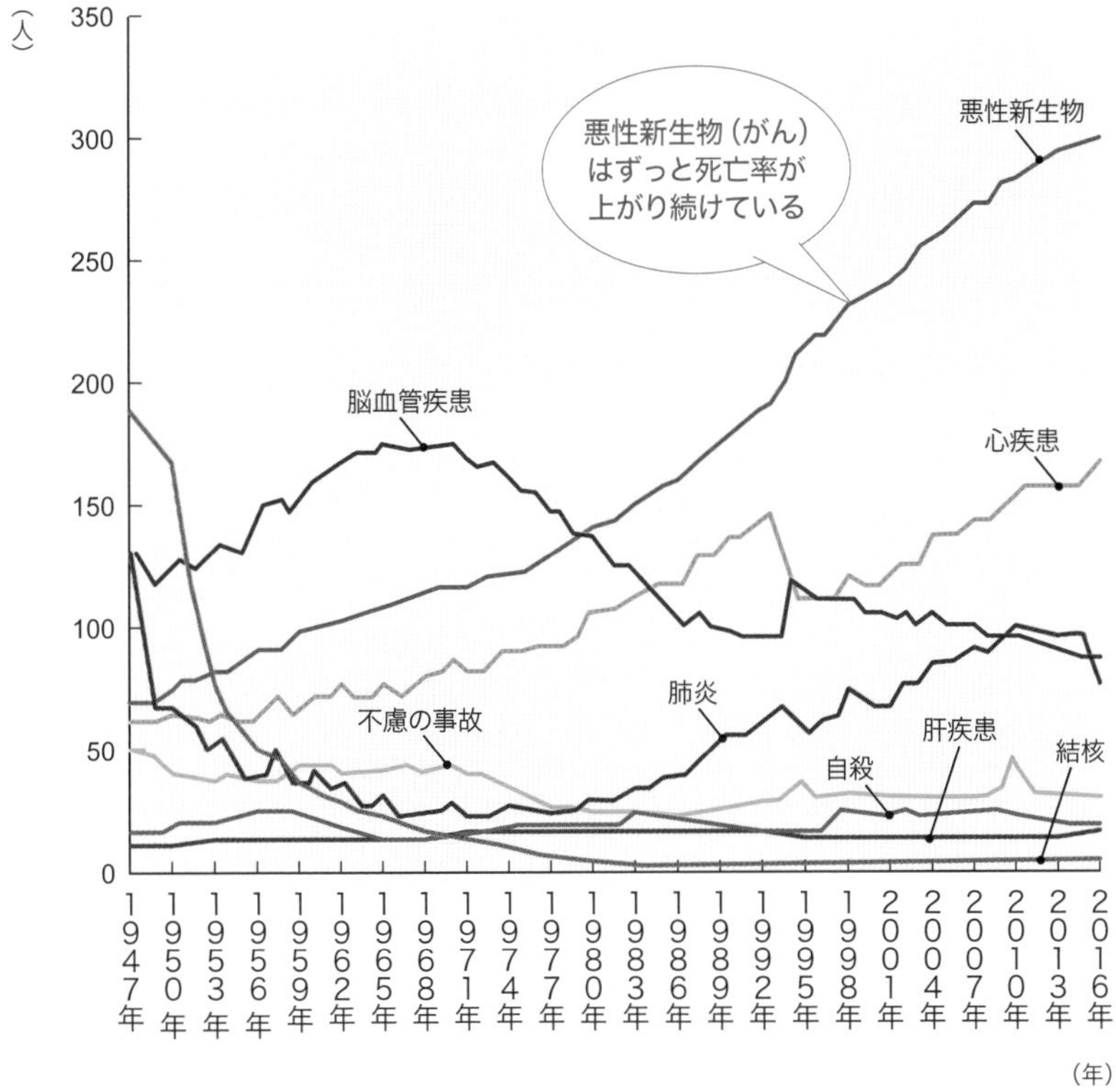

出典；厚生労働省　主要統計表

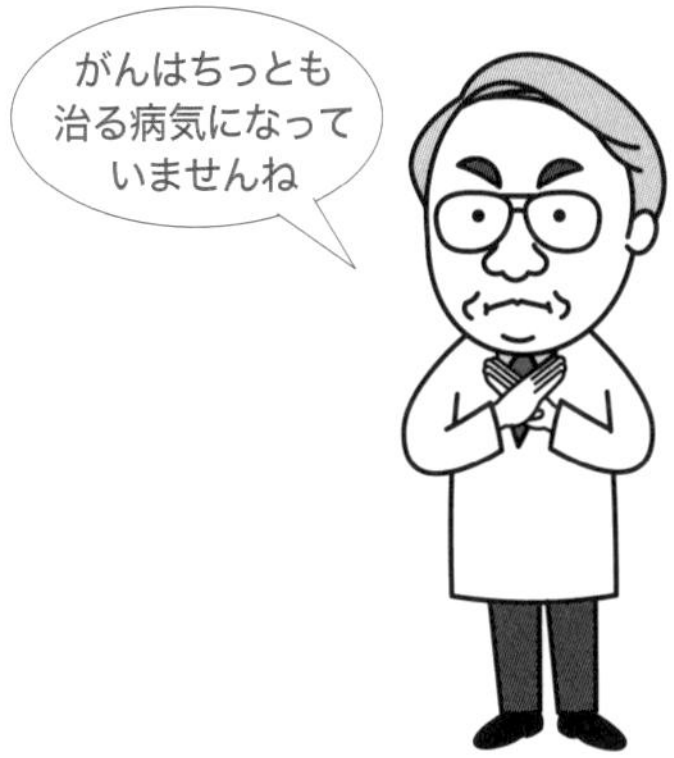
がんはちっとも治る病気になっていませんね

49

生存率が伸びています

見せかけのトリック。死亡率は減っていない

「がんの5年生存率、10年生存率がまた伸びました」。毎年ニュースになるのに、がんで死ぬ人は増える一方。おかしな話ですね。結論を言うと、この「生存率アップ」は見せかけのトリックです。

前にお伝えしたように、転移する性質のある「本物のがん」は、昔も今も治りません。たとえば年間の「胃がん発見数」は30年間でほぼ倍増しています。

これは「早期発見努力」の成果ですが、その努力に意味があるなら、胃がんによる死亡は減っているはずです。しかし現実には、30年横ばい。山ほど「早期発見・早期治療」しても、本物のがんは治せないから死ぬ人は減らないんです。

肺がん、乳がんなどの「がん検診の比較試験」ではっきりしたのは、検診をすると「小さながん」がたくさん見つかるけれども、その多くは「放っておいても死なないがん（がんもどき）」だということ。逆に言えば、小さいがんを多く見つけるほど見かけの生存率は上がる。でも、がんで死ぬ人を減らす効果は全くない。むしろ本物を切ると暴れだして、命を縮めるリスクになります。

「5年、10年生存率アップ」の実体は「ほっといても無害なおできを見つけられ、無意味な手術や抗がん剤で治療をされて損した人が、増え続けている」。

大衆をなめたサル芝居が、延々と続けられています。

がん検診におけるリードタイム・バイアス

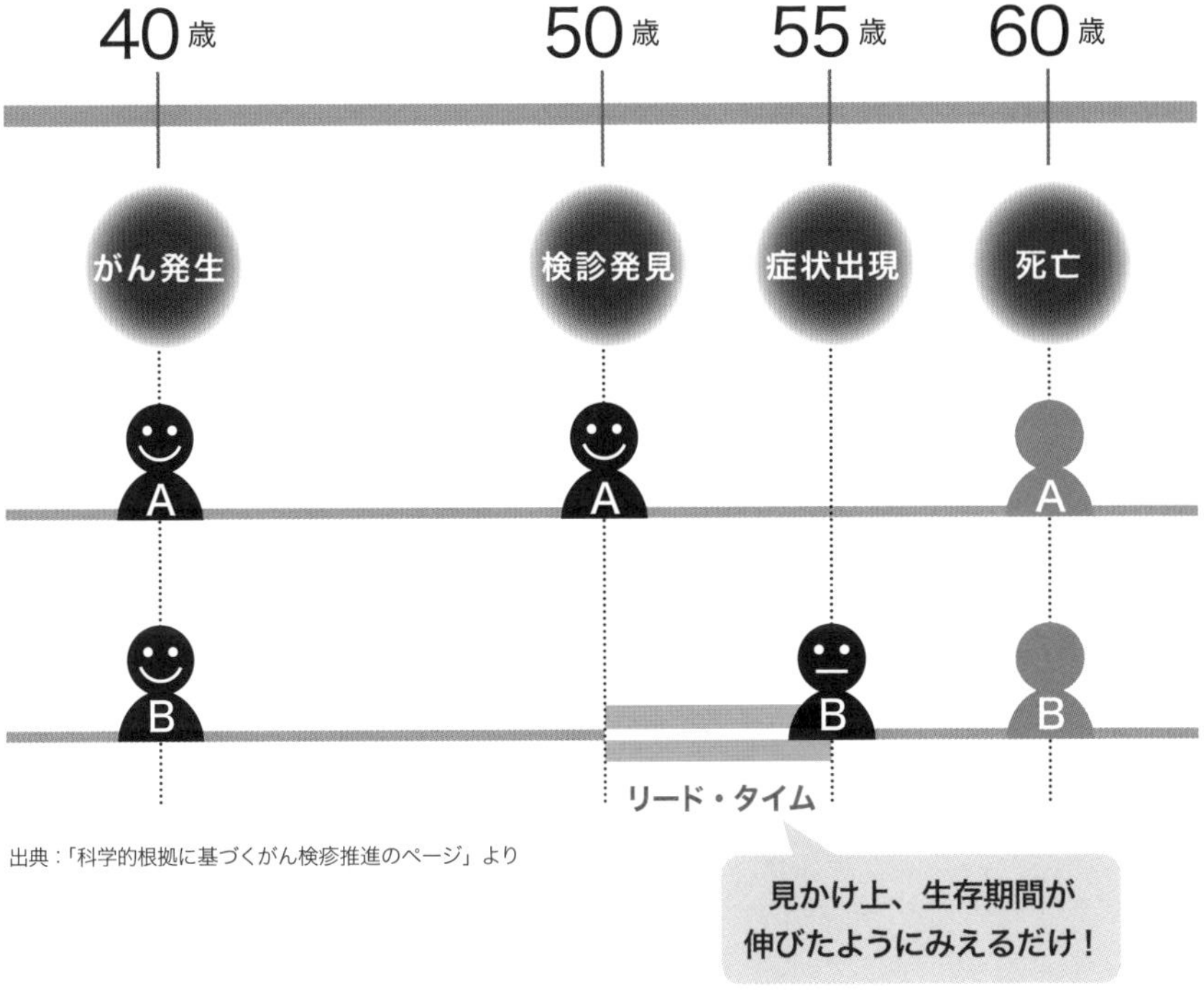

見かけ上、生存期間が伸びたようにみえるだけ！

出典：「科学的根拠に基づくがん検診推進のページ」より

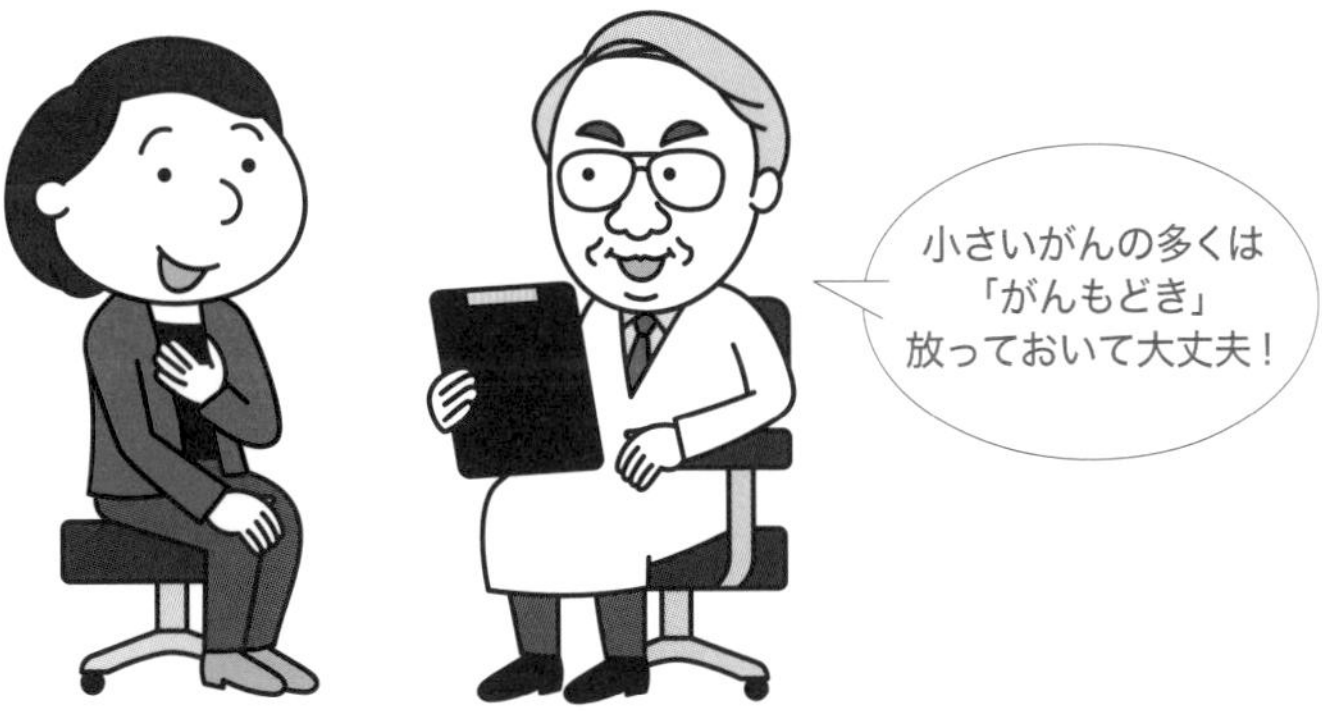
小さいがんの多くは
「がんもどき」
放っておいて大丈夫！

50

しろうとになにがわかる

それはドクターハラスメント、と声を上げよう

「医者は患者を観察して、弱そうだと強く出るんです。私は、やられたら百倍やり返してやると思ってるから、1回もひどいこと言われたことないですよ」。威勢のいい、50代の女性患者さんからそう聞いて、なるほどと思いました。確かに気弱そうな患者さんはターゲットになりやすい。

「しろうとになにがわかる（と、治療についての質問を無視する）」「あなた子宮は必要ないでしょ。ザックリ切ったら、さっぱりするわよ」「治療しないなら墓をたてておけ」「もう死ぬしかない。死に場所を考えなさい」「こんなきたないファイル見たくない（患者の診療履歴を床に投げる）」。

これは全部、僕が患者さんから聞いた実話。「もう死ぬしかない」は東大病院の女医、ファイルを「きたない」と投げたのは慶應病院の女医で、患者さんは「ひどすぎる」と涙ぐんでいました。

本気で「がんはすぐ切らないと死ぬ」と思っているから言動がキツくなるのか。命を握っている優越感が言葉に出るのか。言葉の暴力でストレスを解消しているのか。先輩医をマネしているのか。同業者として頭を抱えます。そういう医者は、黙っているとますます増長するので、暴言やひどい扱いを受けたら「それはドクターハラスメントです」と、声を上げてください。

ドクターハラスメントの事例

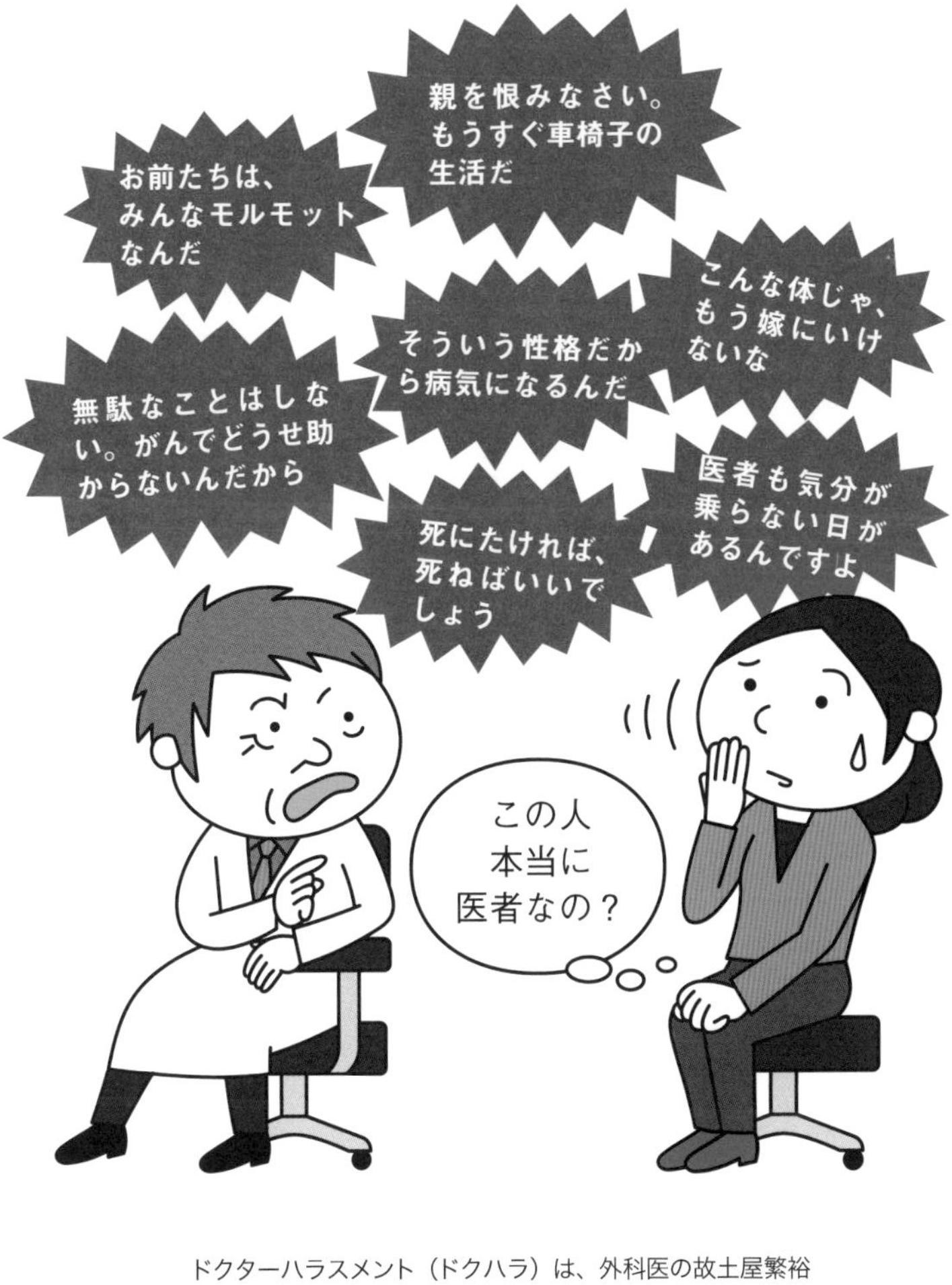
親を恨みなさい。
もうすぐ車椅子の
生活だ
お前たちは、
みんなモルモット
なんだ
こんな体じゃ、
もう嫁にいけ
ないな
そういう性格だか
ら病気になるんだ
無駄なことはしな
い。がんでどうせ助
からないんだから
医者も気分が
乗らない日が
あるんですよ
死にたければ、
死ねばいいで
しょう
この人
本当に
医者なの？

ドクターハラスメント（ドクハラ）は、外科医の故土屋繁裕氏が使用しはじめた言葉で、「医師（ないし看護師）という、患者の命をにぎる絶対的に強い立場をいいことに、患者や患者家族に心ない発言や行動をすることです。

出典：『ストップ　ザ　ドクハラ』（土屋繁裕著　扶桑社）より

51

治療しないのはもったいない。しないなら、もう来なくていい

医者は「治療すること」しか教えられていない

「治療しないのはもったいない」のホンネは「治療できないと、病院に入るはずの収入が飛んでしまう。自分の治療成績にもならないし、ああもったいない」でしょう。不動産や株の営業マンが、「いま買っておかないと、もったいないですよ」と、客に迫るのを思い出します。

「治療しないならもう来なくていい」「どうなっても知りませんよ」。これも日本のがん医者たちの常套句です。治療を拒まれると、医師としての自分を否定された気がするのでしょうか。がん放置を認めて、もしも経過が良かったら「がんはすぐ切る、抗がん剤でたたく」という信念がくずれてしまう、という不安や恐怖もあるのか。いずれにしても、人間の幅が狭いなと思います。

僕がアメリカに留学したときに見聞きした医師たちは、治療お断りの患者さんにも温かく接していました。放置しても心おきなく病院に通えるからでしょう、欧米の医学誌にはよく「患者ががんを放置していたら消えた」という論文が載ります。

治療を受けるかどうかにかかわらず「患者さんが尊厳ある人間として生きられるように、意思を尊重して支えていこう」という態度を、日本の医者たちも身につけてほしいです。

最後の抗がん剤投与から死亡するまでの日数

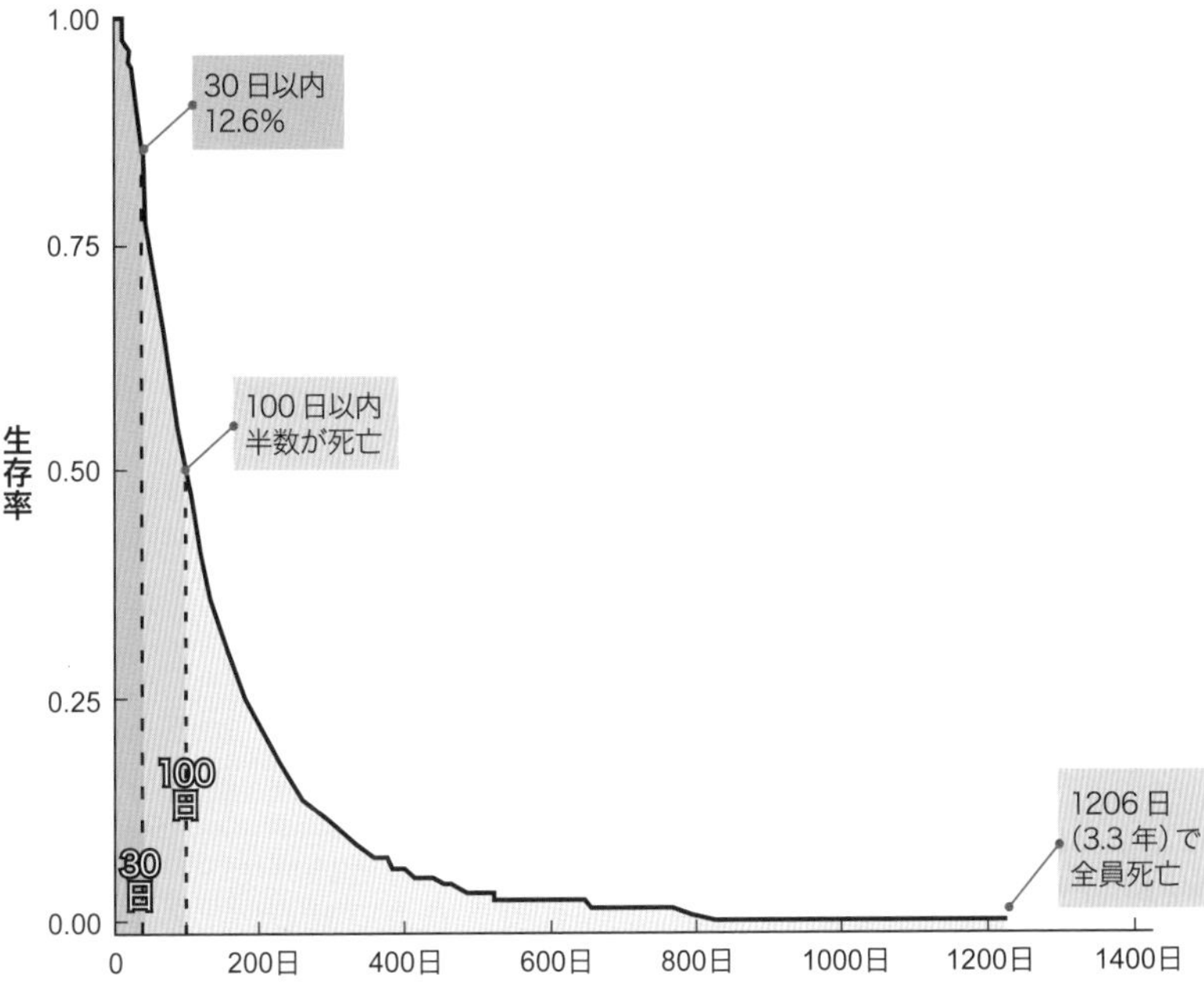

大半は乳がん患者で、ずっと抗がん剤投与を繰り返してきて、「もう抗がん剤が打てない」「緩和ケアに移行すべき」と担当医が判断したケースの、最後の抗がん剤投与からの生存期間。

出典：国立がん研究センター中央病院での実績

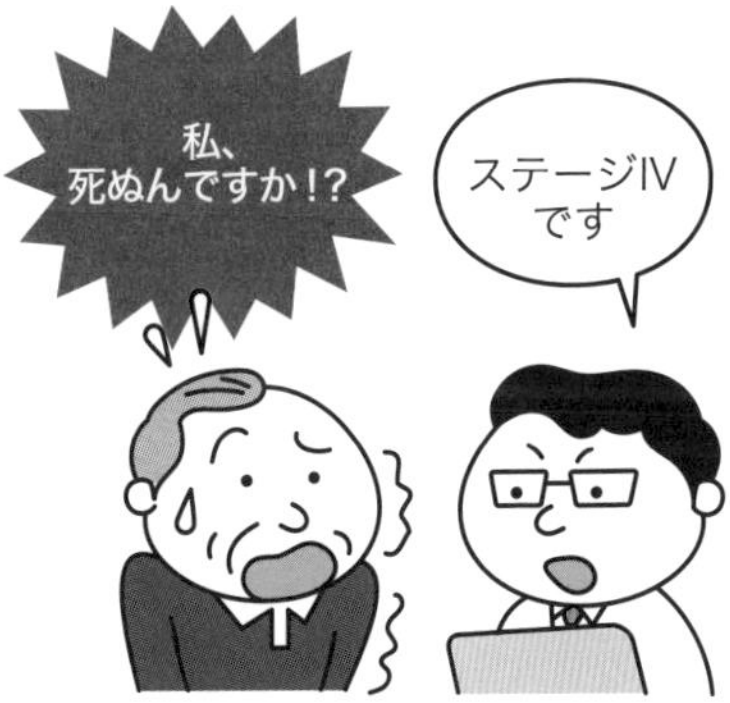

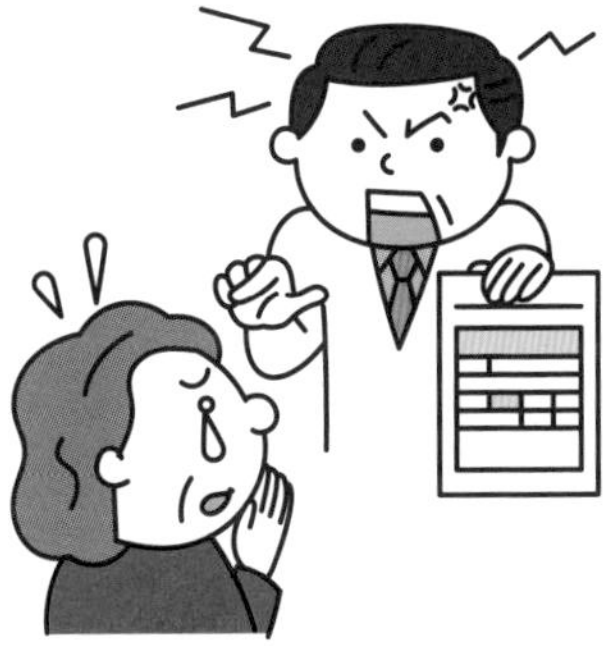

52

高齢化社会だから、がんで死ぬ人が減らない

実は高齢になるほど「老衰」で死んでいる

がんの別名は「悪性新生物」ですが、大部分は皮膚のイボやシミのようなもので細胞の老化現象。正常細胞の遺伝子に傷がついて「変異遺伝子」になったものがたまると、「がん」ができます。長く生きるほど正常細胞内に「変異遺伝子」が多くたまるので、がん細胞ができやすくなります。

昔はCTなどの検査装置がなかったのでがんの診断がつかず、期せずして放置されていました。でも、ひどい症状は出ないから「なんだか最近、元気がないね。やせたね」と言われているうちに、だんだん衰弱して亡くなって、老人なら「大往生」「老衰死」とされることが多かったんです。

いまははやばやと「がん」を見つけられ、手術や抗がん剤で治療され、苦しんで逝く人がとても多い。ただ80歳、90歳になると「検査も治療もしんどいからもういい」と考えたり、本人がボケていると家族が「つらい思いをさせたくない。自然に任せたい」と医師に頼むケースも増えます。すると衰弱してきても原因がわからないから、「老衰死」とされる。その多くはがん死でしょう。

実は近年、「老衰死」がぐんぐん増えて、2018年には国民の死因の第3位に浮上しています。がんを見つけず、治療しないのが大往生の秘訣、と気づく人が増えるといいなと思います。

90 歳を過ぎるとがん死は減る

	1位	2位	3位	4位	5位
85～89歳	悪性新生物	心疾患	肺炎	脳血管疾患	老衰
90～94歳	心疾患	悪性新生物	肺炎	老衰	脳血管疾患
95～99歳	老衰	心疾患	肺炎	脳血管疾患	悪性新生物
100 歳以上	老衰	心疾患	肺炎	脳血管疾患	悪性新生物

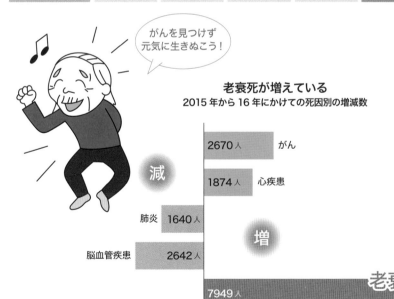

老衰死が増えている

2015 年から 16 年にかけての死因別の増減数

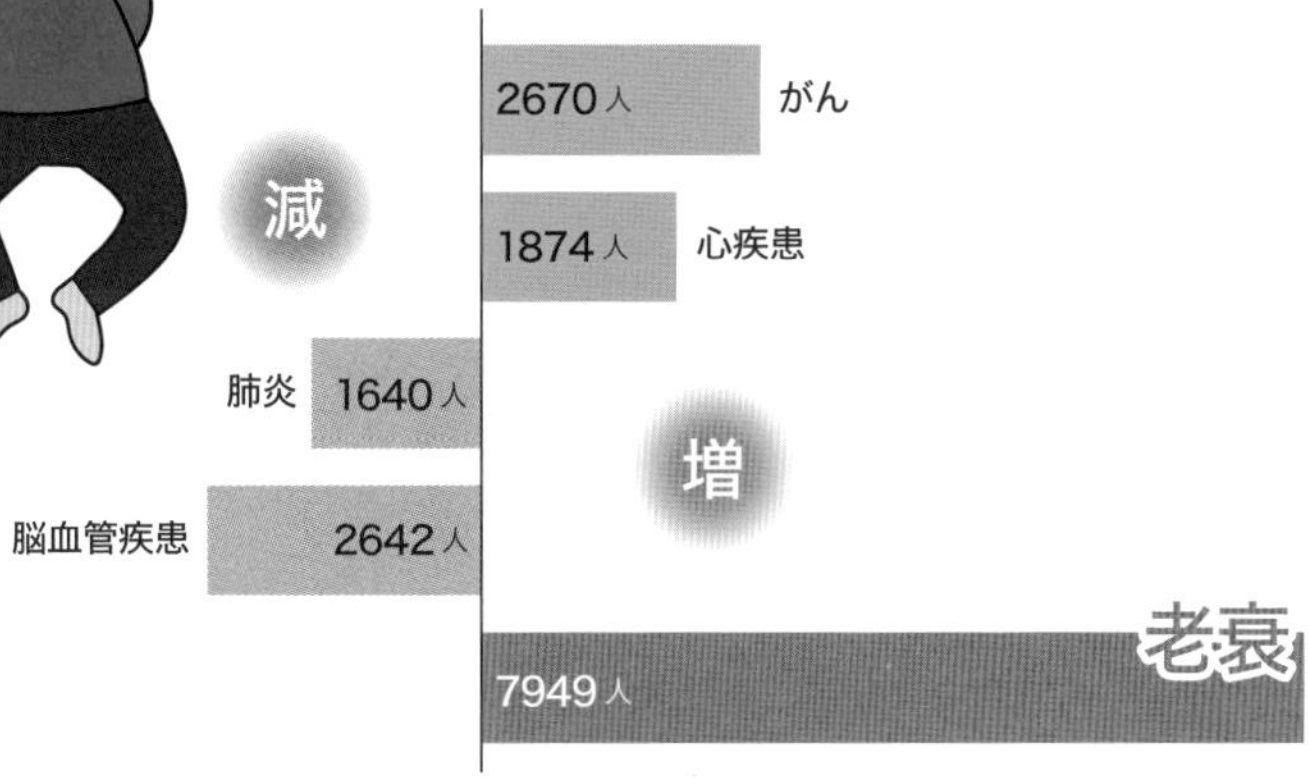

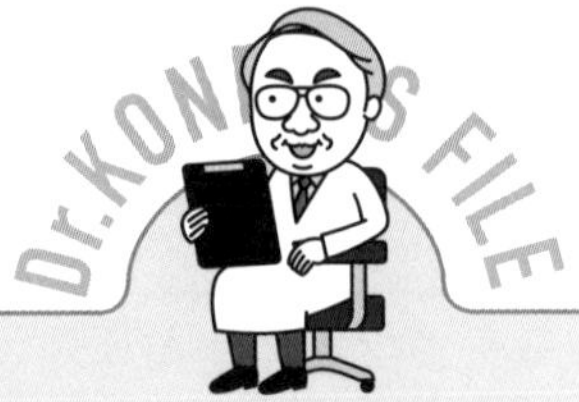

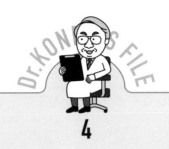

4

遺伝子検査で、がん死は防げない

アメリカの女優アンジェリーナ・ジョリーさんは、遺伝子検査により「遺伝性乳がん卵巣がん症候群（ＨＢＯＣ)。なにもしないと87％の確率で乳がんを、50％の確率で卵巣がんを発症する」と診断され、2013年に健康な両乳房を切除。15年には両側の卵巣・卵管を切除しました。

19年には日本でも、「ＨＢＯＣによる乳がん患者の、発症していない方の健康な乳房などを予防目的で切除する手術」が、健康保険の対象になることが決まりました。

特定の遺伝子が原因のがんは全がんの約５％と推定され、その中にＨＢＯＣも含まれます。が、30代、40代で切除しても遅いかもしれない。がんの細胞が生まれ、増大し、シコリになって気づくまでに５～20年かかるから。「本物のがん」は生じてすぐ全身に転移がひそむので、30代で切除しても間に合わない可能性が高いんです。初潮直後までに乳房を切除すれば、乳がんや卵巣がんの発症をおそらく防げます。でもそれは、女性として人間として生きる道でしょうか。

遺伝子検査は注目の的で「がん遺伝子パネル検査」は保険適用に。でも、わかることは「この遺伝子がこの人のがんに関連しているようだ」程度です。もし「がんの原因遺伝子はこれ」とわかっても、変異した遺伝子を今の医学で元には戻せないので、がん死は防げません。この検査に数10万円の値段をつけて保険適用したのは研究材料を集めるため、そして遺伝子関連業界の振興策でしょう。

第5章

根拠あり。100歳まで元気に生きる習慣

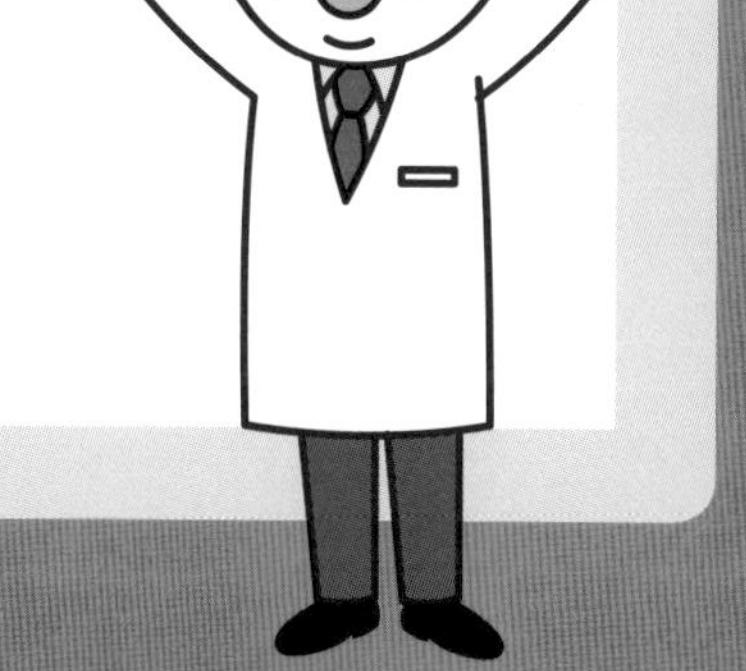

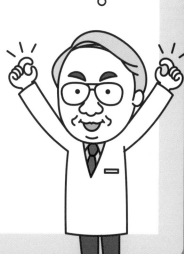

53

転ばない。交通事故死の2倍以上、年間9600人が、転倒・転落で死んでいる

40代から要注意。自宅の数ミリの段差も危険

高齢化社会は「転倒」社会。２０１８年には年間９６４５人が転倒・転落で命を落としています。交通事故死の２倍以上です。東京都の高齢者の救急搬送も増え続けて２０１７年は年間７６８８９人。８割が転倒事故でした。高齢者が生活要支援・要介護になる原因の12・１％は骨折・転倒で、認知症、脳卒中、老衰に次いで第4位（「国民生活基礎調査２０１６年」）。

年をとると筋力もバランス感覚も衰えて、ささいなことで転びます。降圧剤や睡眠導入剤などのクスリも、ふらつきの大きな原因になります。自宅の床とカーペットの数㍉の段差に引っかかる、椅子から立ち上がるときよろける、トイレに駆けこむときすべる……。女優の黒柳《くろやなぎ》徹子《てつこ》さんは84歳のとき、転んで脚の付け根が折れて手術したことを告白し、車椅子で舞台に出演しました。年間10万人以上の高齢者が、この大腿部骨折に見舞われ、そのまま寝たきりになる人も多い。特に閉経後の女性は骨がスカスカになりやすく、転倒が大ケガに直結しています。

転倒しやすさの目安、歩く速さや歩幅などの歩行能力は40代から落ちるので、40歳からは階段の上り下り、速歩、つま先立ち、足指グーパーなどを習慣にして、転ばない脚力を身につけてください。

日常生活事故での高齢者の救急搬送人員の推移

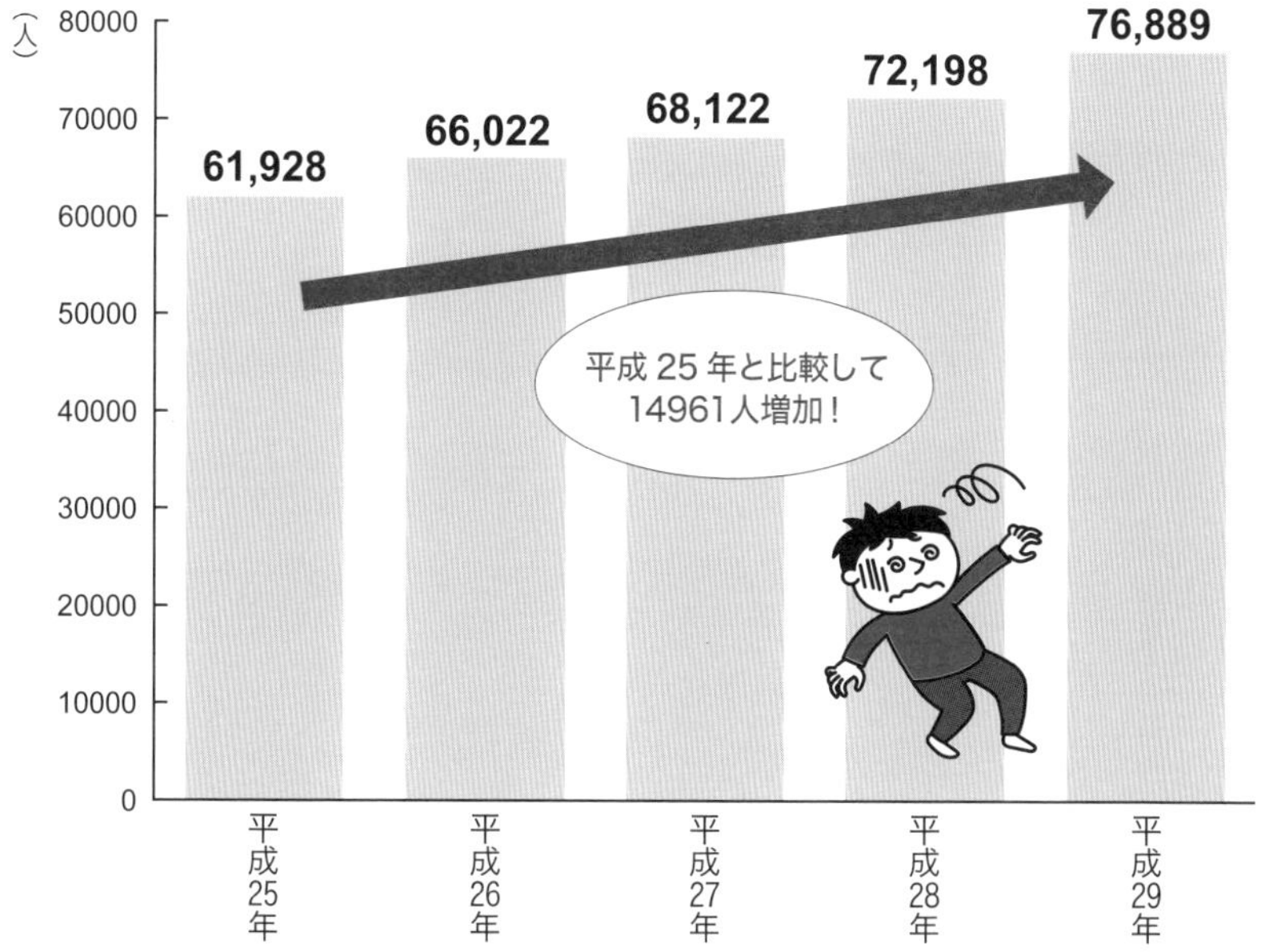

平成 25 年からの 5 年間、高齢者の事故は年々増加。平成 25 年には 61,928 人だった高齢者の救急搬送人員が、平成 29 年には 76,889 人と、14,961 人も増加した。

出典：東京消防庁

転ばないようにするための 6 か条

- 立ち上がるときは深呼吸してゆっくり「つかまり立ち」を。
- 着替えるとき「片足立ち」は避けて、腰掛ける。
- 敷居や座布団の 2 ～ 3cm の段差もつまずく原因になる。すり足を改善して、足指グーパー、つま先立ちなどで踏ん張る力をつける。
- 乗り物に乗り降りするときも、足元の段差に気をつける。
- 自転車は、急がずあわてず慎重にこぐ。
- エスカレーターに乗るときは、手すりをしっかりつかむ。

その他の事故にも注意して！ 落ちない心得

- 自宅の階段に、握りやすく滑りにくい手すりをつける。
- 滑り止めマットを敷く。

高齢者事故の救急搬送うちわけ

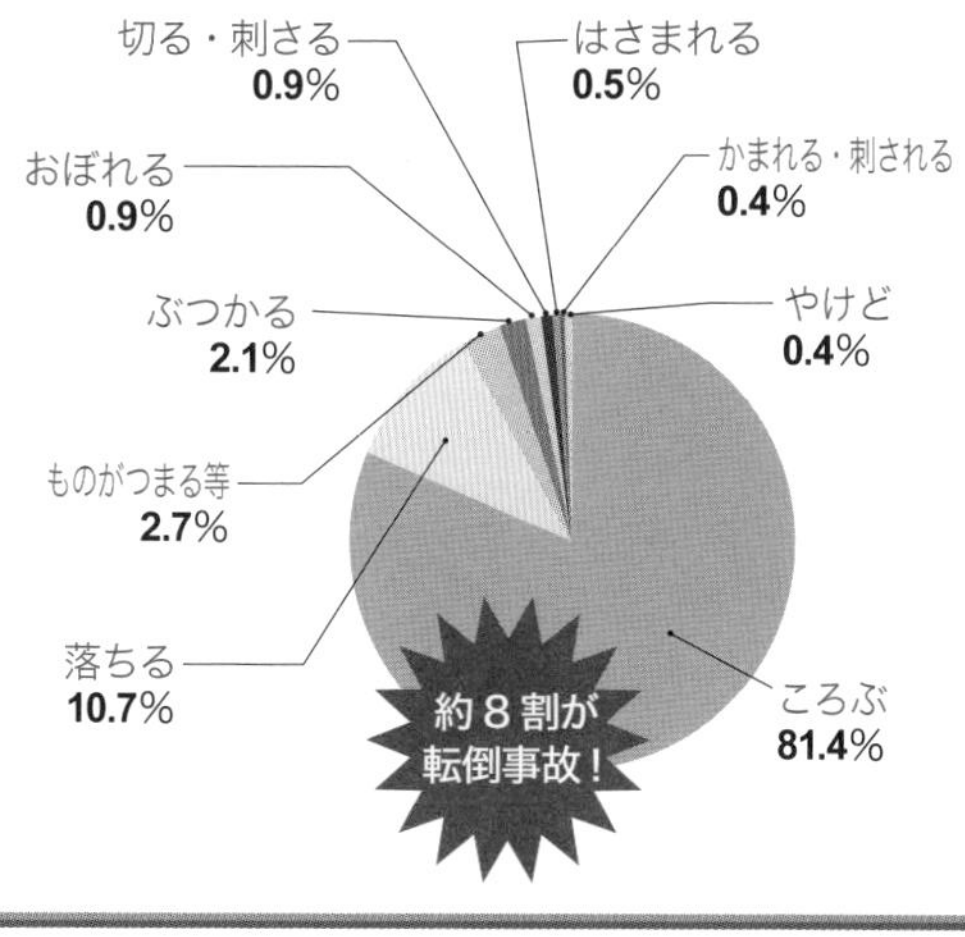

54

「1日1万歩」より週4回の「速歩き＋ゆっくり歩き」

1日30分、週4回で劇的な改善効果が

週4回の「速歩き＋ゆっくり歩き」で体力、筋力、肥満、高血圧、高血糖、うつ症状、慢性関節炎などが改善する……。信州大学教授の能勢《のせ》博《ひろし》氏が6千人の運動指導から考案した「インターバル速歩」が国際的に注目され、デンマークのコペンハーゲン大学では糖尿病の治療効果の追跡調査が始まっています。方法は①「ゆっくり歩き」と「速歩き」を3分間ずつ交互に②1日30分、週4回を目標にする③背筋を伸ばし、やや大股で歩く④終えたら牛乳を飲む（筋力アップ、熱中症予防に役立つ）⑤毎日記録。

熟年体育大学の研究報告では、インターバル速歩を1日30分、週4日、5か月間続けると体力が最大20％向上。高血圧、高血糖、肥満の人は20％減少。うつ症状や慢性関節痛も改善しました。

能勢氏がⒶなにもしない班Ⓑ1日1万歩を目標に普通に歩く班Ⓒインターバル速歩班の各データをとるとⒶⒷは脚の筋力に差がつかず、インターバル速歩を1日30分、週4日以上、5か月続けた班は、膝の筋力が15％前後向上しました。脳科学者の篠原菊紀《しのはらきくのり》氏は「週1回でも運動すれば認知症リスクは下がる。インターバル速歩は有酸素運動と筋トレ効果が期待できて、どちらも記憶にかかわる脳の海馬で神経細胞を増やします」。今日から散歩に速歩きを取り入れましょう。

10歳若返る歩き方

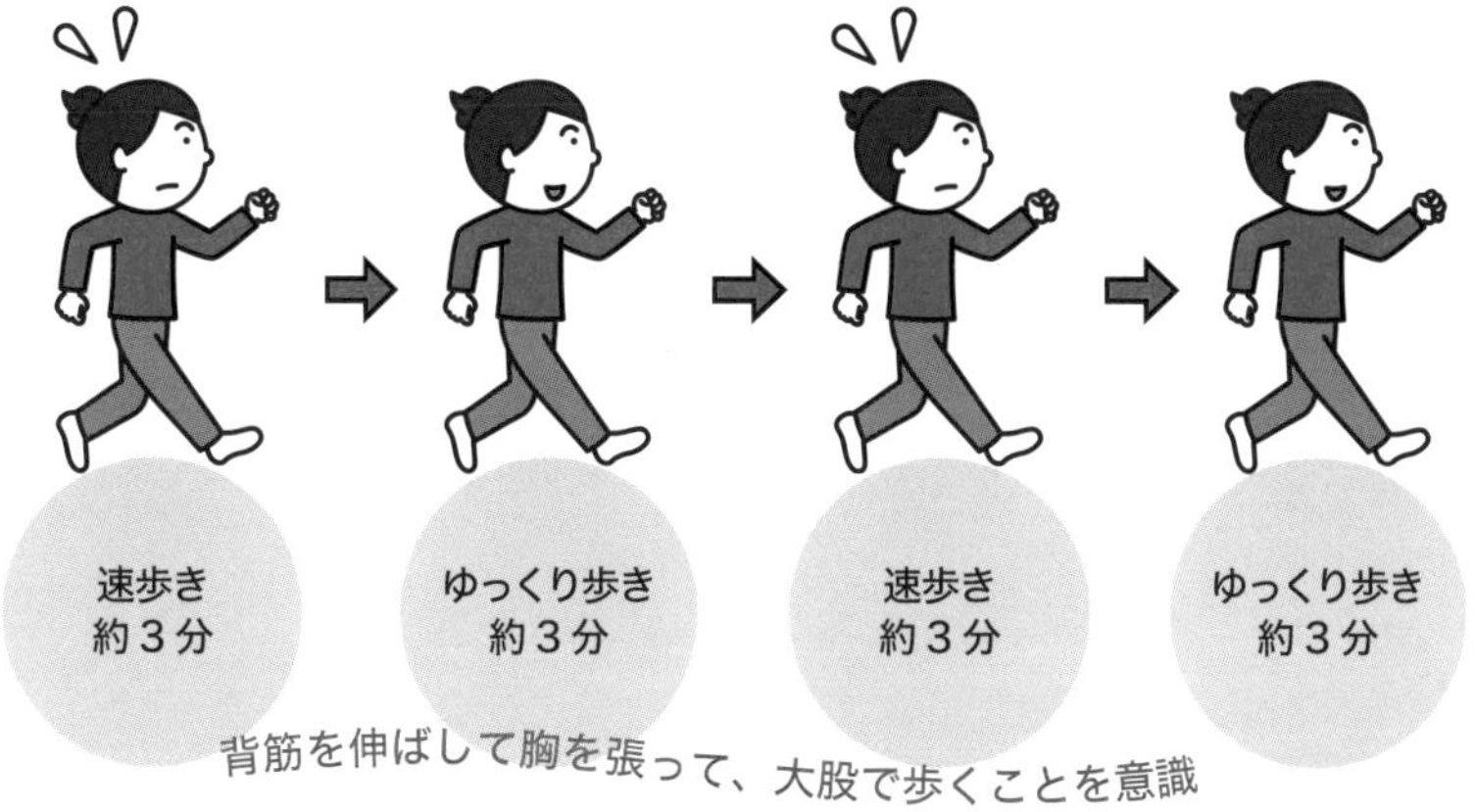

インターバル速歩と筋力との関係

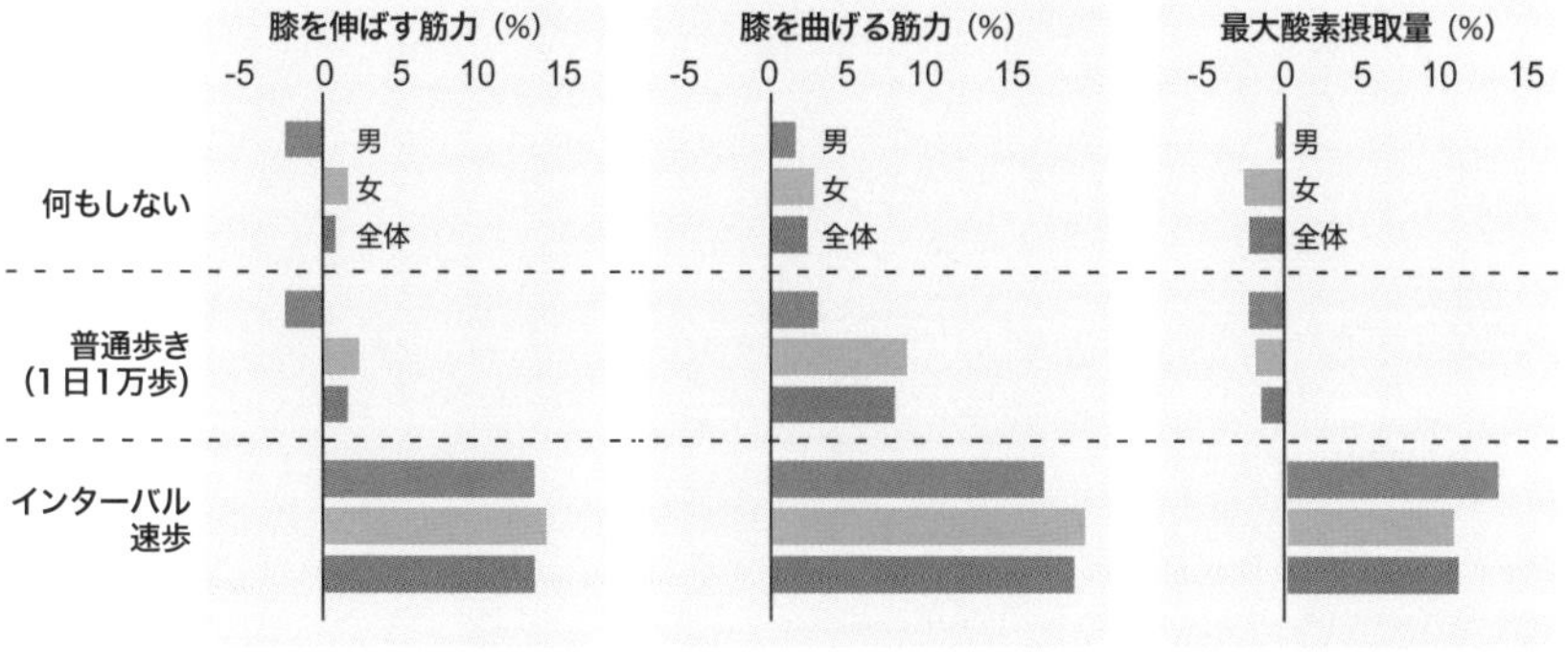

出典：熟年体育大学調べ

55

激しいこと、極端なこと、無理をしない。「中道」が健康の極意

無理してがんばって早死にしないために

病気の治療でも健康法でも、人間はついやりすぎますね。釈迦は「弦をあまりきつく張っても、ゆるく張っても良い音は出ない。ちょうど良く張られていると良い音色を出すのだ」と、「中道」を説きました。極端に偏らない心がけのせいか、お坊さんは「90歳で一人前」と言われるほど長生きで、国勢調査でも長寿の職業の第1位です。極端の戒めは、治療や健康法にも当てはまります。むやみな治療で苦痛死する。熱いお風呂に長く浸かって溺れる。体温の低い早朝に走って倒れる。無理な筋トレで免疫力が低下。やせすぎて正常細胞が弱ってがんがはびこる。糖質抜き、玄米菜食、1日1食、断食などの過激な食事で体をこわす…。無理してがんばって早死にするのは、悲しすぎます。

僕自身の健康法は、好き嫌いなくなんでもよく食べて、よく眠り、やせすぎず、太りすぎず、長風呂はしない。運動は速歩きも取り入れながら毎朝、愛犬ボビーとの30分の散歩を楽しみます。

僕の主張はよく「異端」と言われますが、医療界の「標準治療」や「基準値」こそ医学的な根拠もないデタラメが多すぎて、偏向の極みに思えます。

がん放置療法は、体にとって最も無理がなく、自然治癒力を最大限に引き出せる、中道の療法です。

睡眠不足の状態で瞬発的な反応を調べた調査

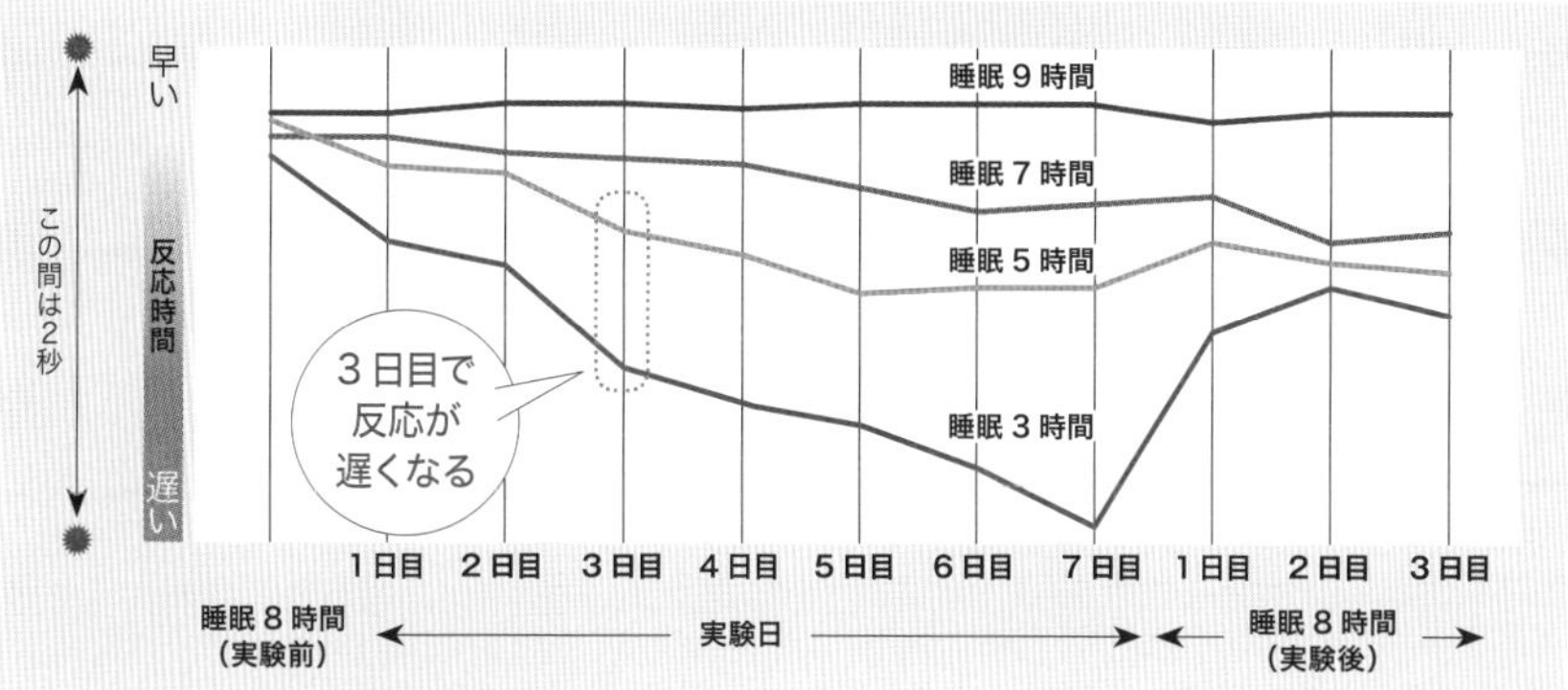

出典：J Sleep Res 2003;12:1

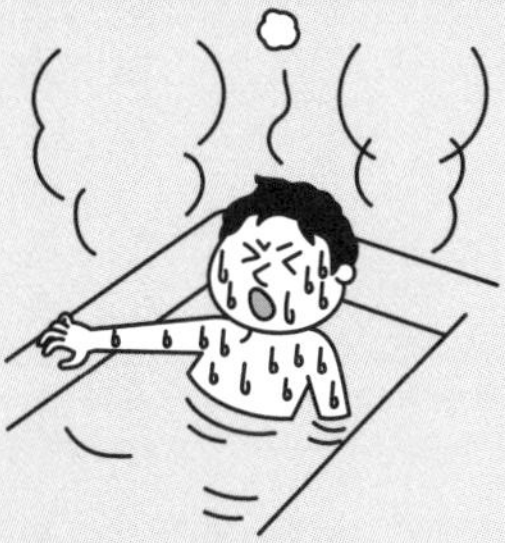

溺れないための心得

- 長湯・41℃以上の高温浴は避ける
- 飲酒後の入浴は厳禁
- 入浴するときは家族に知らせる。家族はこまめに声をかける

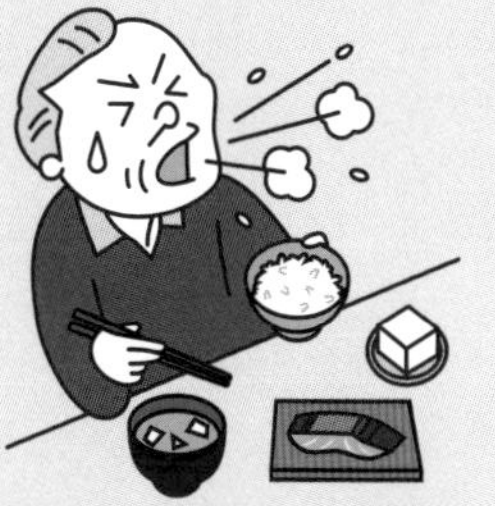

窒息、誤嚥しないための心得

- 小さめに切って、よくかんでゆっくり食べる
- 口にものが入っているときにはしゃべらない
- お茶など水分を取りながら食べる

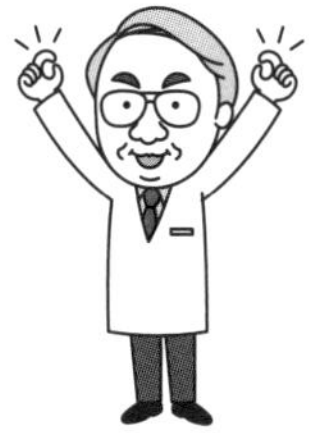

１日の体温（直腸温）のリズム

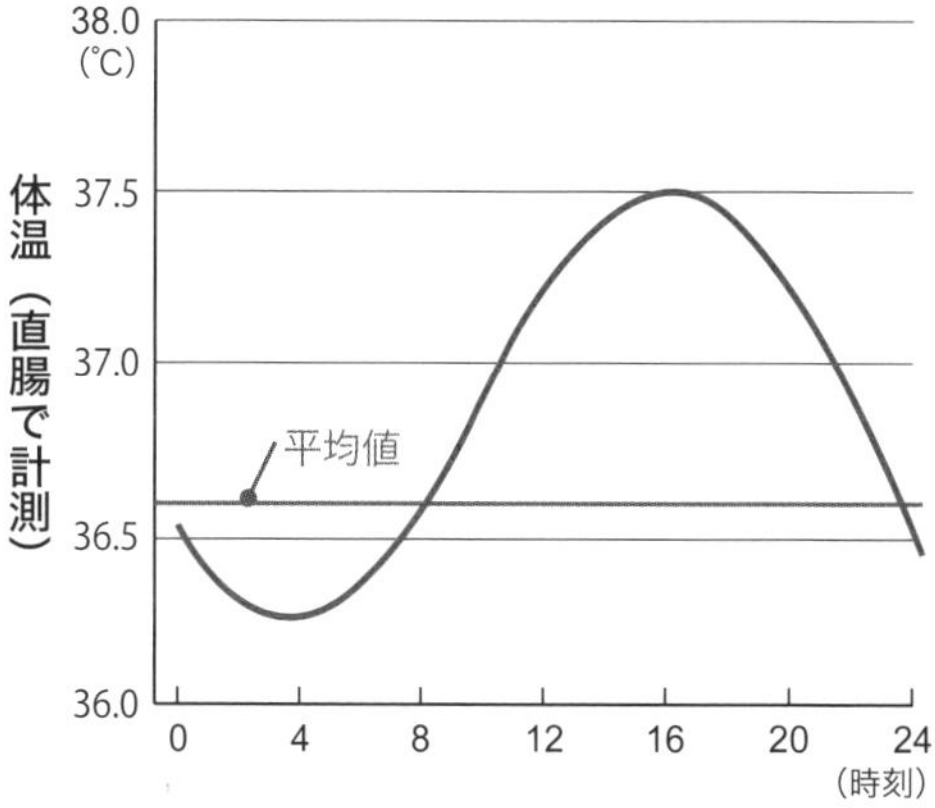

出典：J Appl Physid 1988;65:1840

56

クスリを飲まない。副作用の害が大きすぎる

高齢になるほど毒がたまり、脳梗塞、転倒骨折、ボケのもと

60代の患者さんから「同窓会に集まった40人中、クスリを飲んでないのは自分だけだった」と聞きました。降圧剤だけでも60代で3割以上、70代では5割以上が飲んでいる（平成26年「国民健康・栄養調査」）。日本人は本当にクスリ好きです。週刊誌の「危ないクスリ」の特集もすべて、クスリを手放せない読者に向けて、「では、どのクスリを飲めばいいか」を前提に組まれています。

しかし、クスリで治せるのは胃炎などの急性疾患、細菌感染症ぐらい。病気の9割に対して、クスリは「みかけの数値を下げる」「症状をしばらくうやむやにする」効果しかありません。すべてのクスリに毒性と副作用があり、高齢になるほど毒がたまりやすくなります。

クスリの多くは健康診断から始まります。無症状なのに「数値が異常」と言われて飲み始めたクスリは、今すぐやめた方がいい。血圧、コレステロール、血糖値をクスリで下げて「命が延びた」という証拠は皆無で、がん、脳梗塞、ボケ、ウツ、転倒骨折のもとです。長期間なんとなく飲んでいるクスリは、やめても薬効がしばらく続くので異変は起きません。クスリを飲んだ方がいいのは、心筋梗塞など命の危険があるとき、服用し始めて明らかに体調がよくなっているときぐらいです。

高齢者に多い薬の副作用

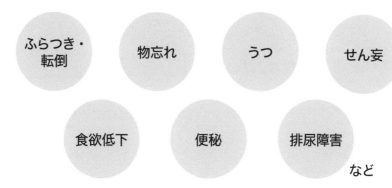

ふらつき・転倒
物忘れ
うつ
せん妄
食欲低下
便秘
排尿障害
など

高齢者に多い薬の副作用には、「ふらつき・転倒」「うつ」「物忘れ」「せん妄」「食欲低下」「便秘」「排尿障害」などがあります。特に「ふらつき・転倒」は、骨折して寝たきりになることも少なくありませんので、細心の注意を！

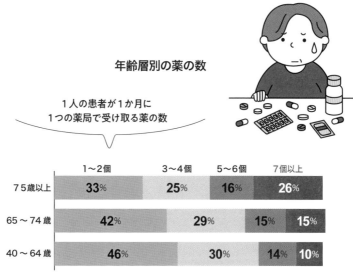

年齢層別の薬の数

1人の患者が1か月に
1つの薬局で受け取る薬の数

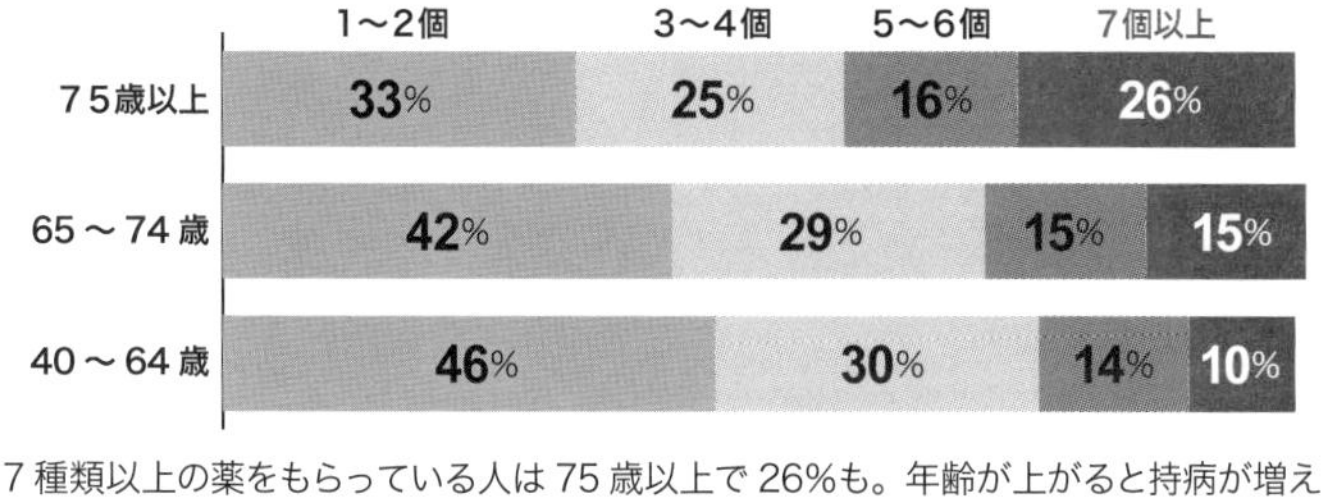

7種類以上の薬をもらっている人は75歳以上で26%も。年齢が上がると持病が増えて、高齢者は平均3から4種類の持病を持っているためだ。

出典：厚生労働省「2014年社会医療診断行為別調査」

57

熱、セキ、鼻水、下痢……出るものは出しきる！

クスリで抑えると回復が長引く

ゾクゾク寒気がして熱っぽいと、とりあえず解熱剤。それはウイルスをのさばらせる習慣です。

ウサギなどの動物実験で「ウイルスに感染させて解熱剤を使うと、熱は下がる。しかし白血球の働きが落ちてウイルスが何倍にも増え、死亡率が上がる」というデータが出ています。ヒトも、大人、子どもを問わず「風邪に解熱剤を使うと回復が数日遅れる」という報告がいくつもあります。

ウイルスが侵入すると体は外敵と戦う免疫系の主役、白血球が活発に働けるよう体温を上げます。寒気がするのは、筋肉が収縮して熱を作っているから。せっかくの発熱をクスリで下げると免疫系の働きが鈍り、ウイルスが居座って勢力を拡大するので風邪が長引いてしまいます。

セキ、鼻水、下痢、嘔吐なども、異物や毒を一刻も早く追い出そうと、カラダが最善を尽くしている印。鼻水には、粘液にからめとられたウイルスの死骸や、「戦死」した白血球も含まれます。「出るものは出しきる」のが最も理にかなった療法で、クスリは基本的に無用です。

なお、インフルエンザも風邪の一種で、欧米では医者に行っても「寝ていなさい」と言われて帰されます。数日、家で休んでいれば、自然に治るからです。

出るものは
出しきった方が体にはいい

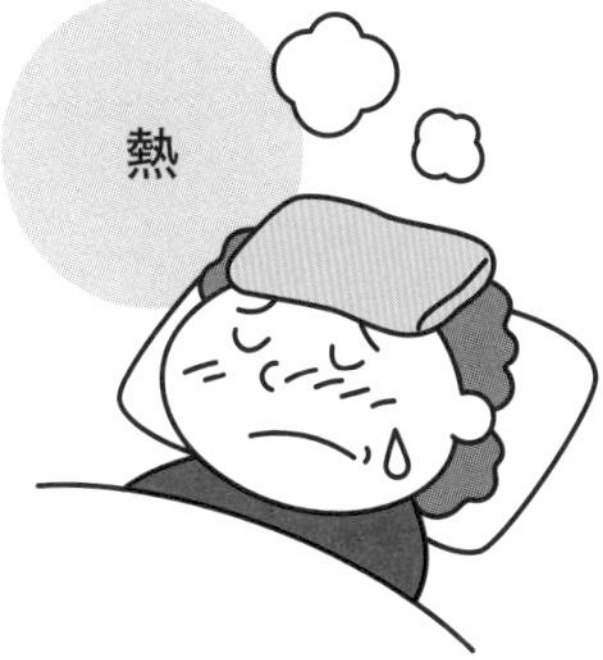

白血球が病原体と闘うのを助けるために、体は一生懸命、体温を上げている。熱をクスリで下げてはいけない。

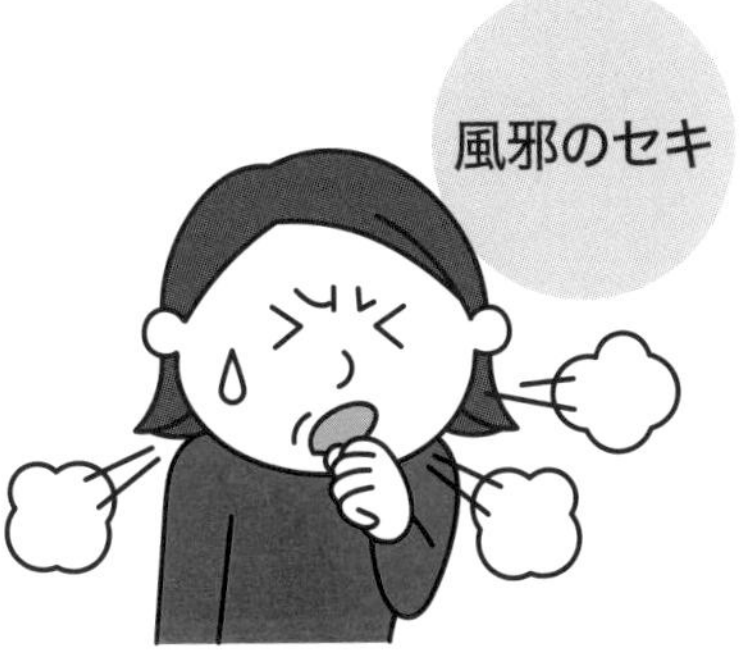

気道にウイルスが侵入したり、タンがたまると、それを吐き出そうとして、セキがでる。セキは風邪を治すために必要。

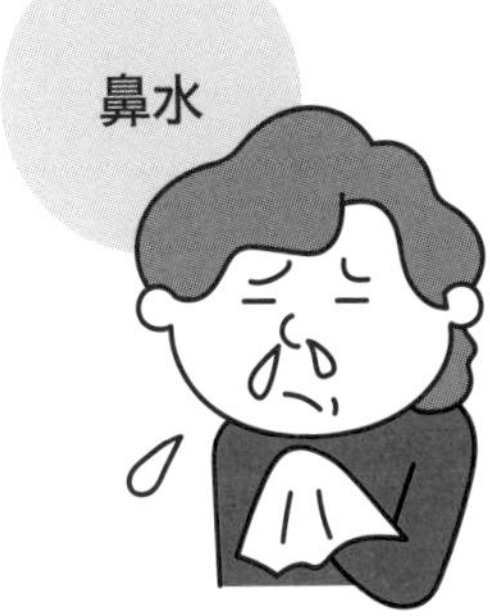

空気中に含まれる花粉などの異物を排除したり、鼻やのどに付いたウイルスを殺菌し、洗い流すために鼻水がでる。

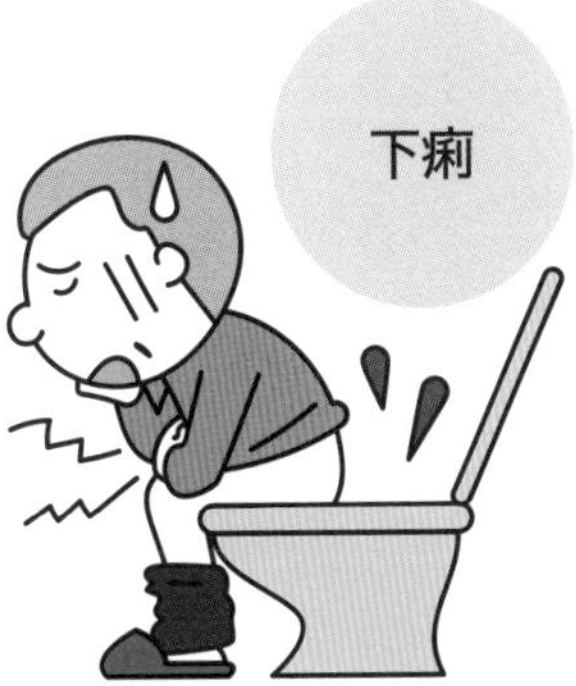

下痢は、胃腸に入った病原体を一刻も早く排出するための反応。体の水分が足りないと、十分に下痢できないので水やお茶を飲む。

58

医者に近づかない。目ざせ自宅で老衰死

病院によく行く人ほど「苦痛死」する

日本人は心配性で「自分の体に少しでも異常があるなら正常にしたい」と思いこみやすい。「こういう症状があるなら、◯◯という病気かもしれませんよ」というささやきにも、とても弱い。そこにつけこんで「検査を受けさせて〝異常がある〟と脅し、薬漬けにして一生病院に通わせる」という医療ビジネスが成り立っています。テレビ番組やCMも、これでもかと健康不安をあおります。

でも、病院によく行く人ほど「苦痛死」しやすいです。夜も眠れない痛み、死にそうな苦しみがない限り医者に近づかない。健康診断、人間ドック、がん検診も受けない。受けざるを得なくても検査の結果は忘れる。ワクチンも打たない。これこそが穏やかに長生きする秘訣です。

長野県民はここ10年以上、平均寿命が日本のトップレベル。2013年には男女とも長寿ナンバーワンになって、マスコミでも大きく取り上げられました。20年以上前から、長野県は医師の数、病院ベッド数、入院件数、入院日数が全国で最も少ない…つまり「医療に最もお金をかけない」県です。そして、自宅で息をひきとる「在宅死亡」率が、全国で最も高い。つまり医者に近づかず長生きして、多くの人が、住み慣れたわが家で亡くなっています。

医者と薬に近づかず、
老衰死を目指そう

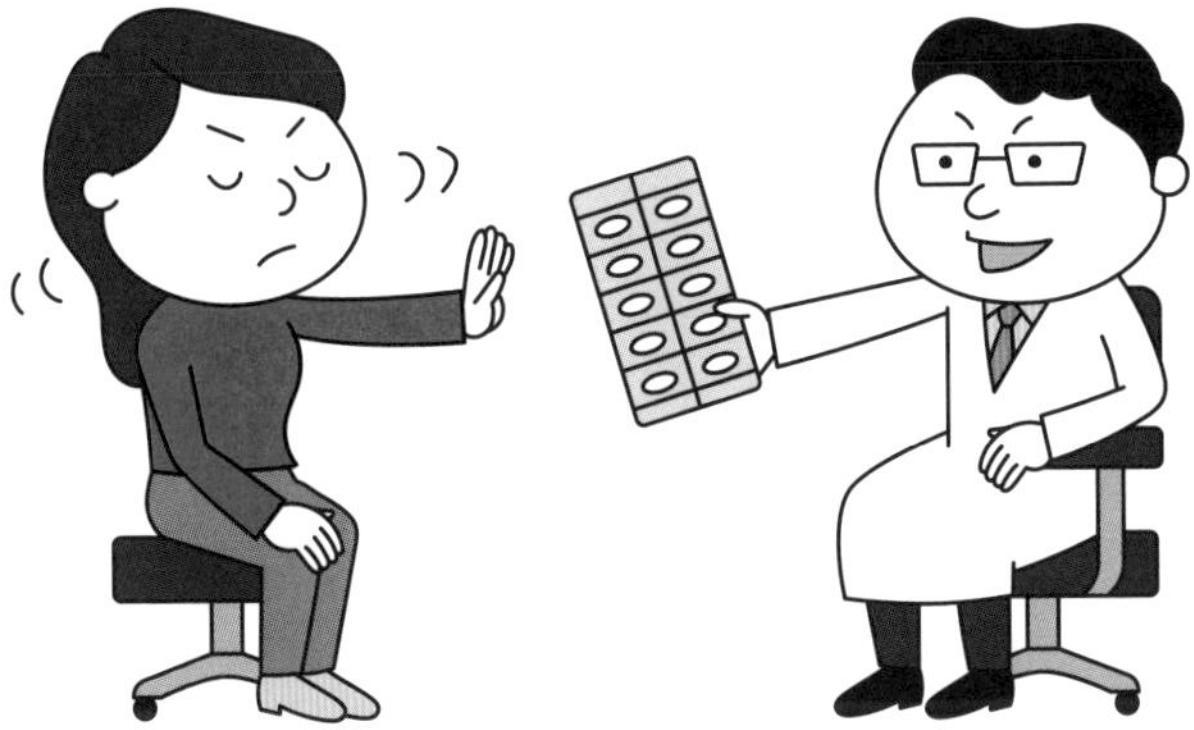

死亡総数のうち「老衰」の割合（北海道夕張市）

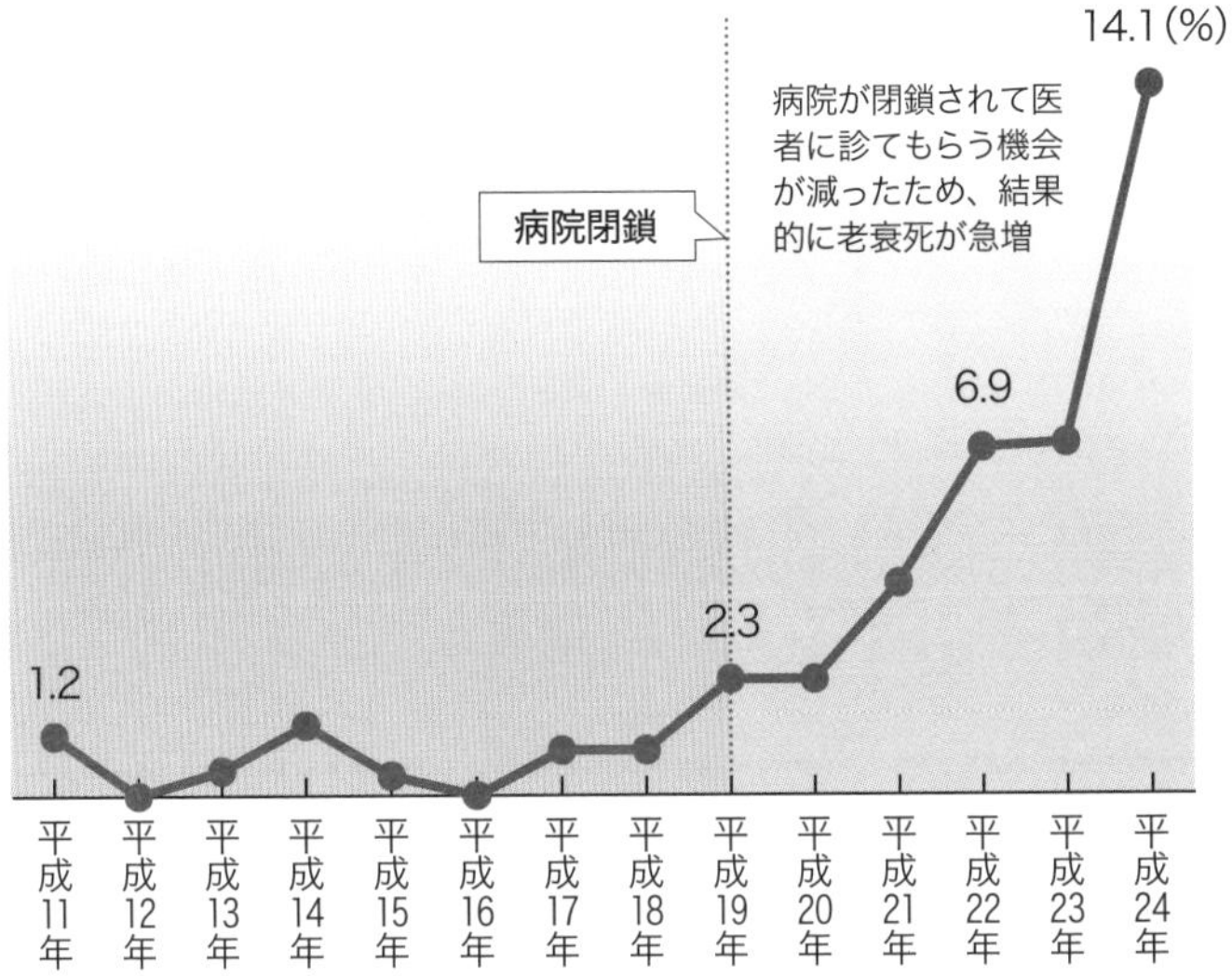

出典：森田洋之著『医療経済の嘘』

59

3食ちゃんと食べる。人生100年時代の基本

1日1食で血管も骨も老化が早まる

健康マニアとして知られるミュージシャン、サンプラザ中野くんは「1日1食」を20年、そして肉、乳製品などの動物性食品を全く摂らない「ヴィーガン（完全菜食主義者）」を10年続けた2015年、テレビ番組で健診を受けました。結果は「血管年齢59歳。大腿骨の骨年齢は、70代後半」。

血管と骨の主成分はたんぱく質で、材料は20種類のアミノ酸。うち9種類の必須アミノ酸は食品から摂る必要があり、ひとつ欠けてもたんぱく質を作れない。肉、卵、牛乳の必須アミノ酸スコアはパーフェクトです。豆などの植物性たんぱく質だけで、必須アミノ酸を充分まかなうのは難しい。

中野くんの血管と骨は1日1食と菜食でたんぱく質が不足して、老化が早まったと考えられます。

人生100年時代はとにかく「1日3食、バランスよく食べる」ことが大切。「健康・体力づくり事業財団」が行った100歳以上2851人の「中年以降の食事の心がけ」調査でも、民間の「100歳以上の日本人100人アンケート」でも、「3食欠かさず食べる」ことが、食の心得のトップでした。腹8分目に3食食べる習慣で、血糖値が安定して肥満や糖尿病を遠ざけ、脳もガス欠にならないのでイライラや疲れを感じにくい、というメリットもあります。

元気な100歳が日常的に生活面で心がけていることベスト５

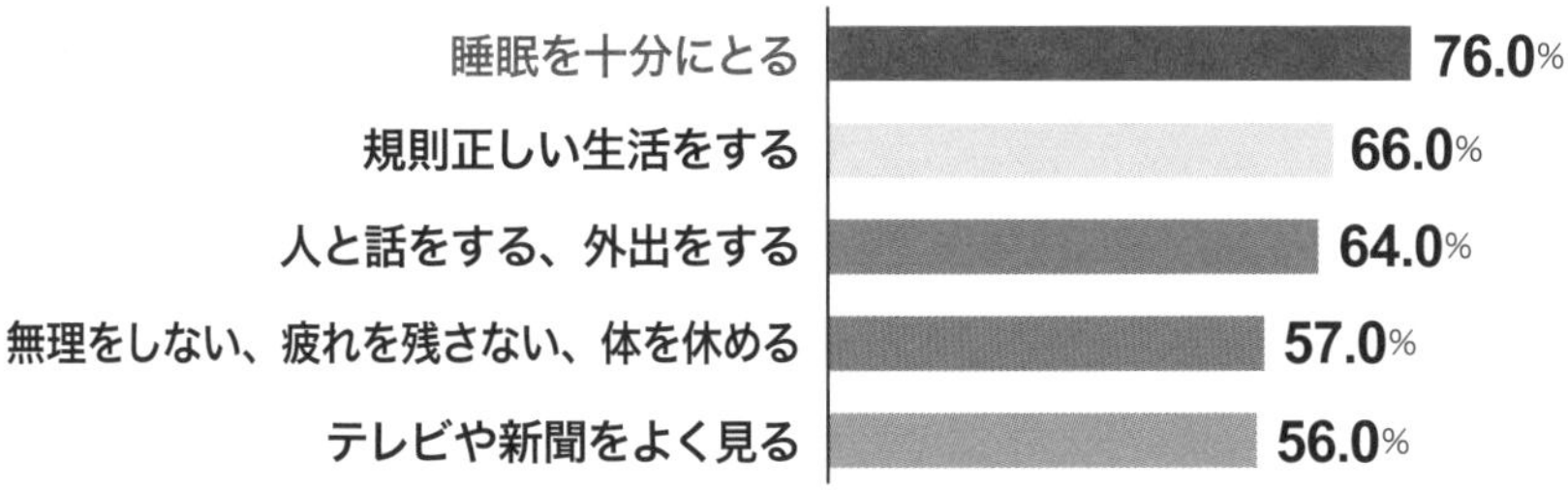

元気な100歳が食事面で日常的に心がけていることベスト５

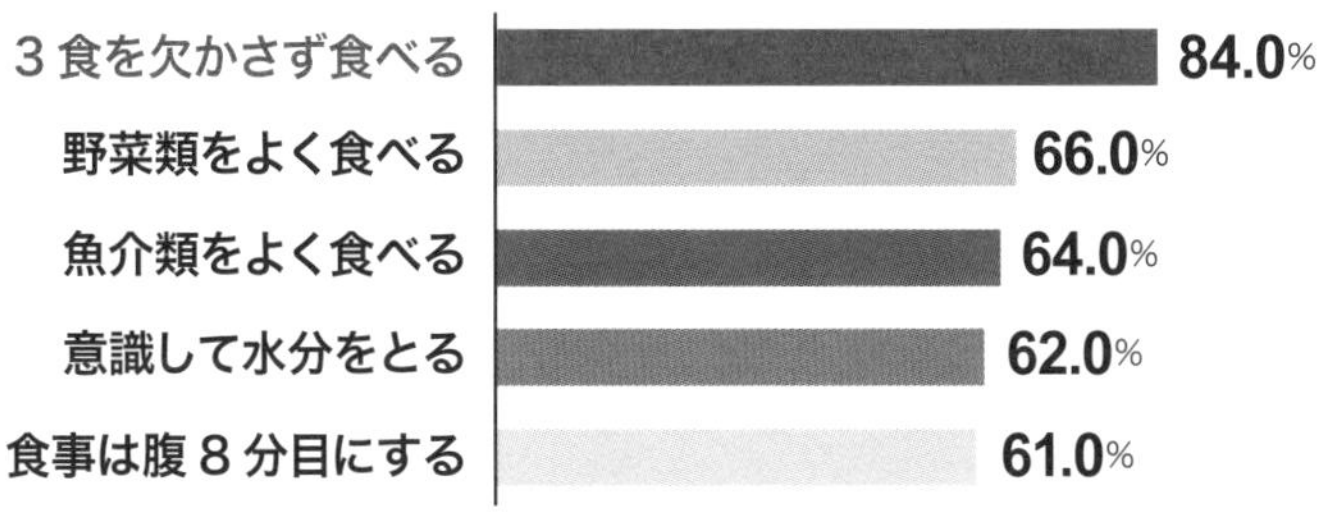

出典：キューサイ

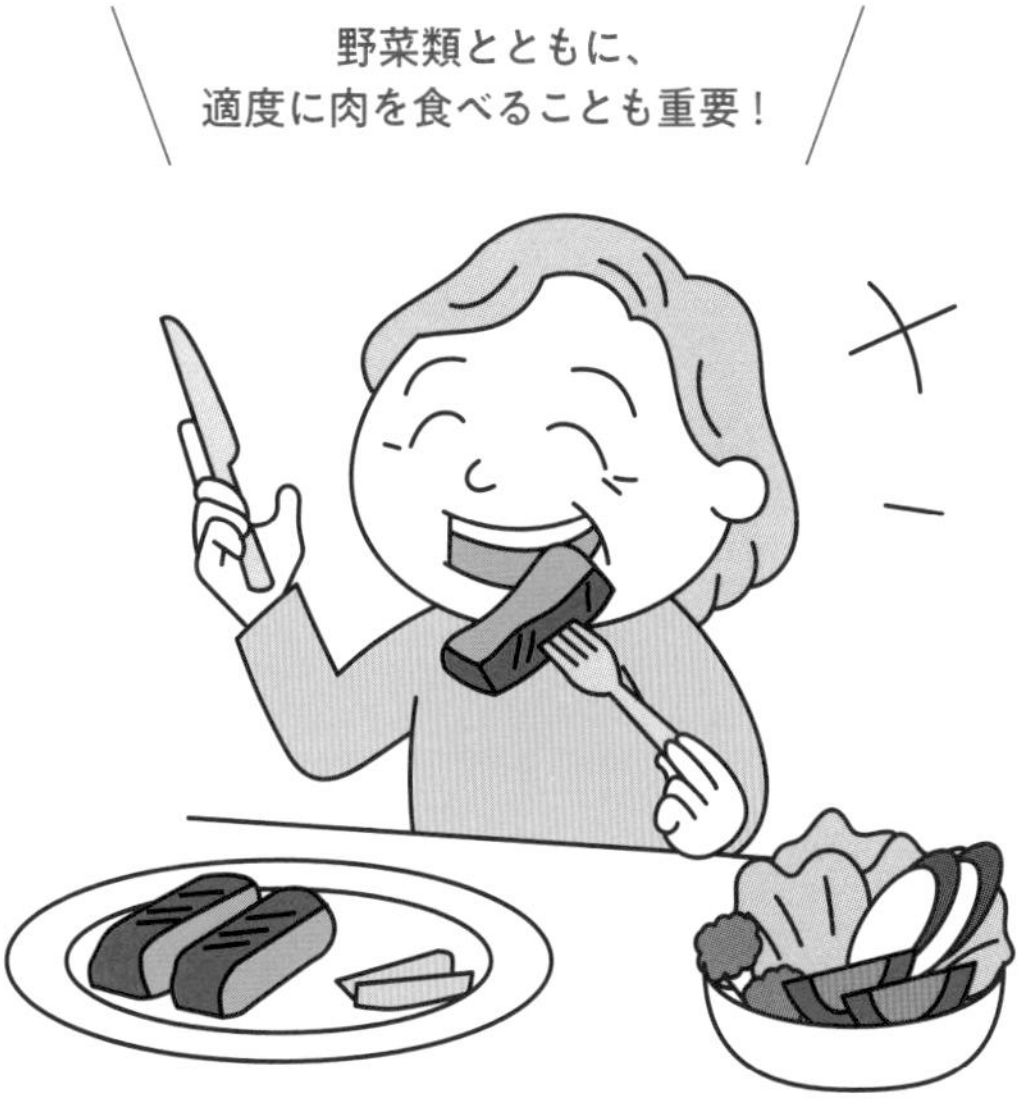
野菜類とともに、
適度に肉を食べることも重要！

60

よく動き、しゃべり、頭を使う。使わないと、体はすぐサビる

65歳過ぎて運動習慣のある人はボケにくい

使わないと、体もすぐサビます。アメリカの2人の宇宙飛行士が無重力空間でじっとしていたら、4日間で骨密度（骨のカルシウムなどのミネラル量）が平均9％減りました。安静、寝たきりなどが続いて動かないと心身が急激に衰える現象を、「廃用症候群」と呼びます。よく歩く仕事に比べて、座りっぱなしの事務職の人には心臓病や糖尿病が多いことも知られており、別名「生活不活発病」。

年齢を問わず、リハビリが効くのも特徴です。東京都健康長寿医療センターは「歩くのが不自由」「転びやすい」「ぼんやりして無気力」など寝たきり・ボケ予備軍といえる高齢者が体を動かし、頭を使う訓練で見違えるほど元気になると報告。米国内科学会誌には「65歳以上で日常的にウォーキング、ハイキング、水泳などの運動をする人はボケ発症率が低い」という論文が載りました。

僕が今までに対談した作家の曽野綾子《そのあやこ》さんや解剖学者の養老孟司《ようろうたけし》さんは、80歳を過ぎても執筆、講演、取材への対応、旅…と、手足口脳ともフル回転で、年齢を感じさせませんでした。寝たきり・ボケには生活習慣が大きくかかわります。たとえ寝こんでも手足をグーパーしたり、歌を口ずさんだり、まわりに人がいたらおしゃべりして、体をサビさせないようにしましょう。

廃用症候群のおもな症状

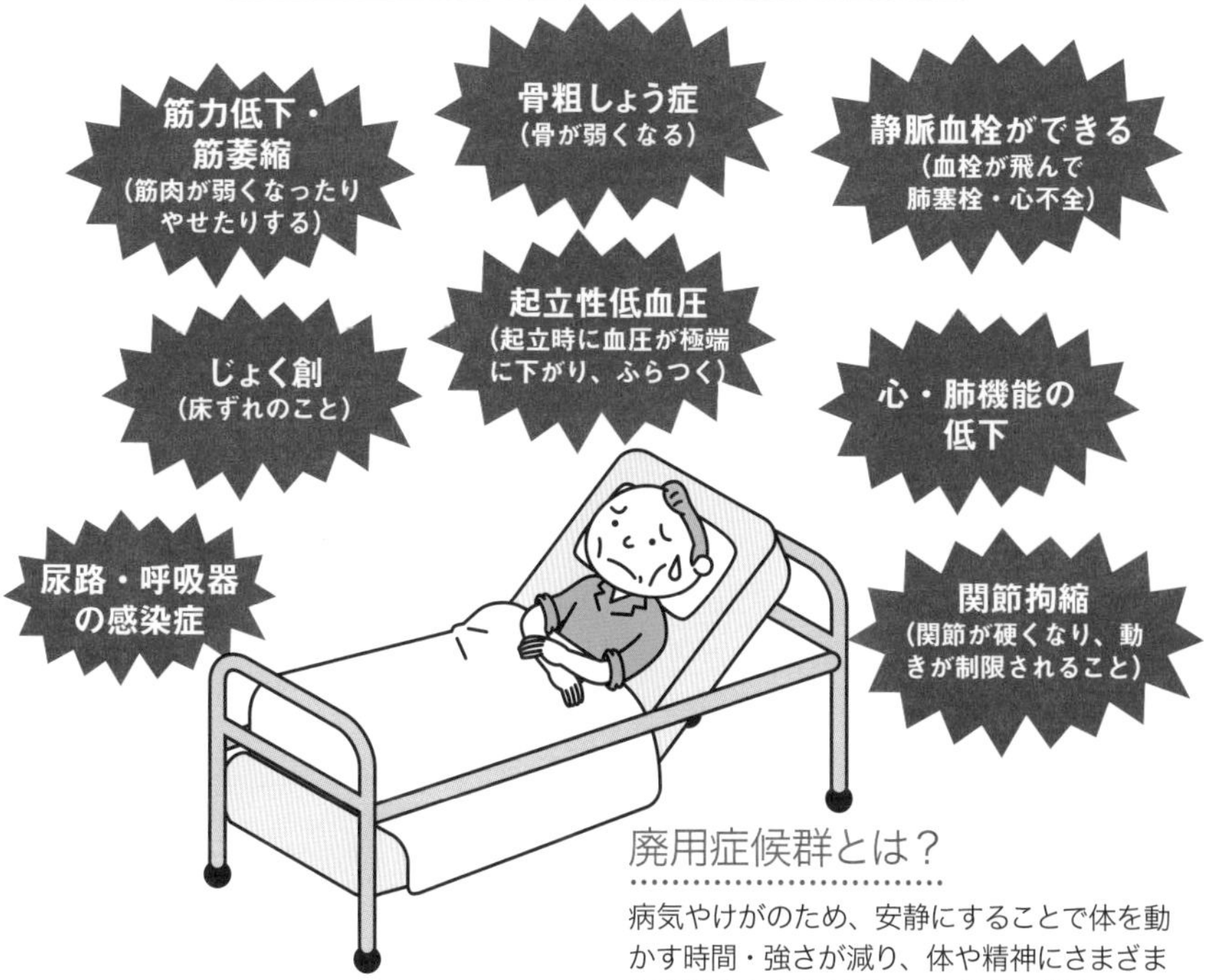

廃用症候群とは？

病気やけがのため、安静にすることで体を動かす時間・強さが減り、体や精神にさまざまな不都合な変化が起こった状態を指す。

運動習慣と循環器病死亡の関係

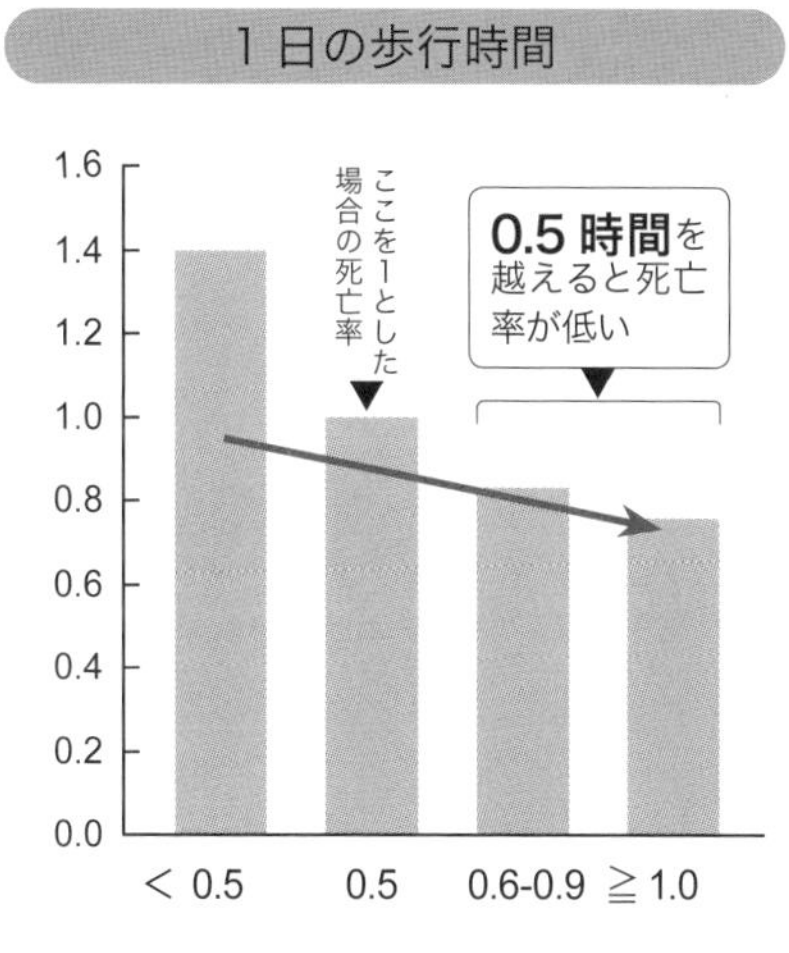

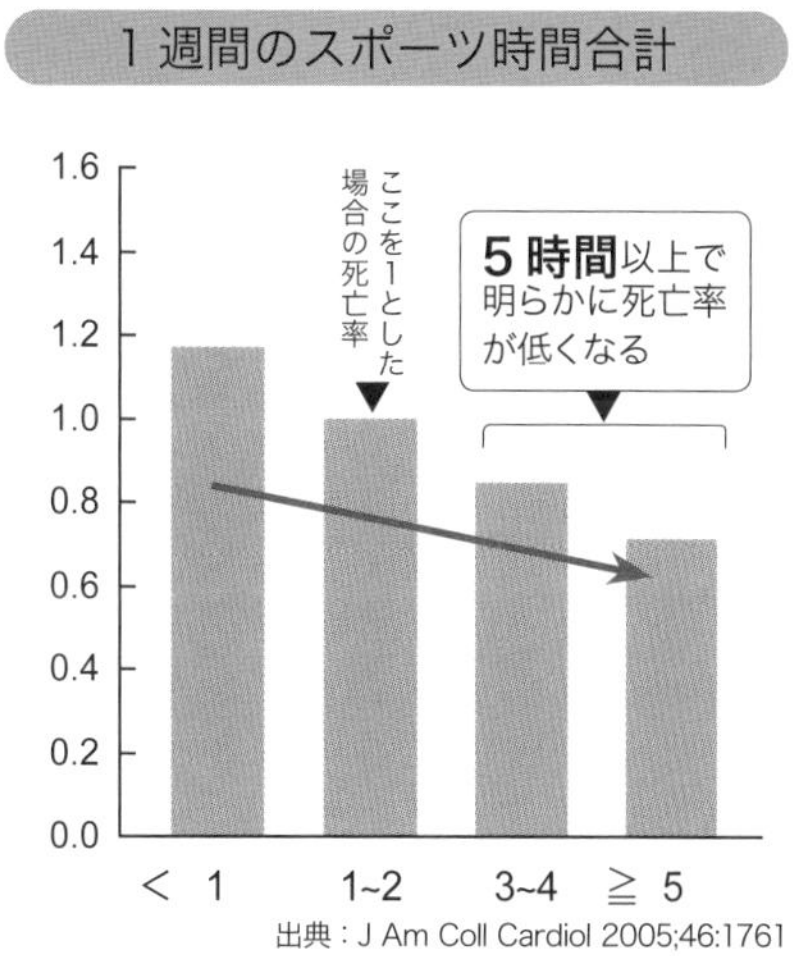

出典：J Am Coll Cardiol 2005;46:1761

61

タバコだけはやめなさい。特に酒を飲みながら吸うと身をほろぼす

発がんリスクがはねあがり、治療でも死にやすい

自分の人生をどう過ごそうが自由ですが、「タバコだけはやめなさい」と、僕は言い続けています。発がんと苦痛死のリスクが高くなるから。喫煙は肺がん、下咽頭がん、食道がん、胃がん、すい臓がん、膀胱がんなどの原因になります。吸えば吸うほど肺が傷み、間質性肺炎からＣＯＰＤ（慢性閉そく性肺疾患）に至ると「陸で溺れる」苦しみが続き、酸素ボンベに頼る生活に。がん治療を受けた場合も、喫煙者は抗がん剤、分子標的薬、オプジーボで間質性肺炎をおこして死にやすい。

とりわけ、酒を飲みながらの喫煙は最悪です。タバコの煙に含まれる発がん物質を、アルコール関連酵素が一緒に活性化するとも考えられます。日本全国の40～59歳の男女約７３０００人を8年以上追った研究でも、「タバコを吸わない人より吸う人の方が、飲酒量が増えるほどがんの発生率が高くなる」と報告されています。口唇、口腔、咽頭、食道、肝臓など、飲酒と深くかかわると考えられるがん種だけを見ても、喫煙が重なると発がん率がはね上がりました。

18代目中村勘三郎《なかむらかんざぶろう》さん、歌手のやしきたかじんさんは大酒飲みのヘビースモーカーで、食道がんになり、手術で命を縮めました。酒とタバコのダブルパンチで傷んだ臓器や体は、手術にも弱いのです。

タバコの 3 大有害物質

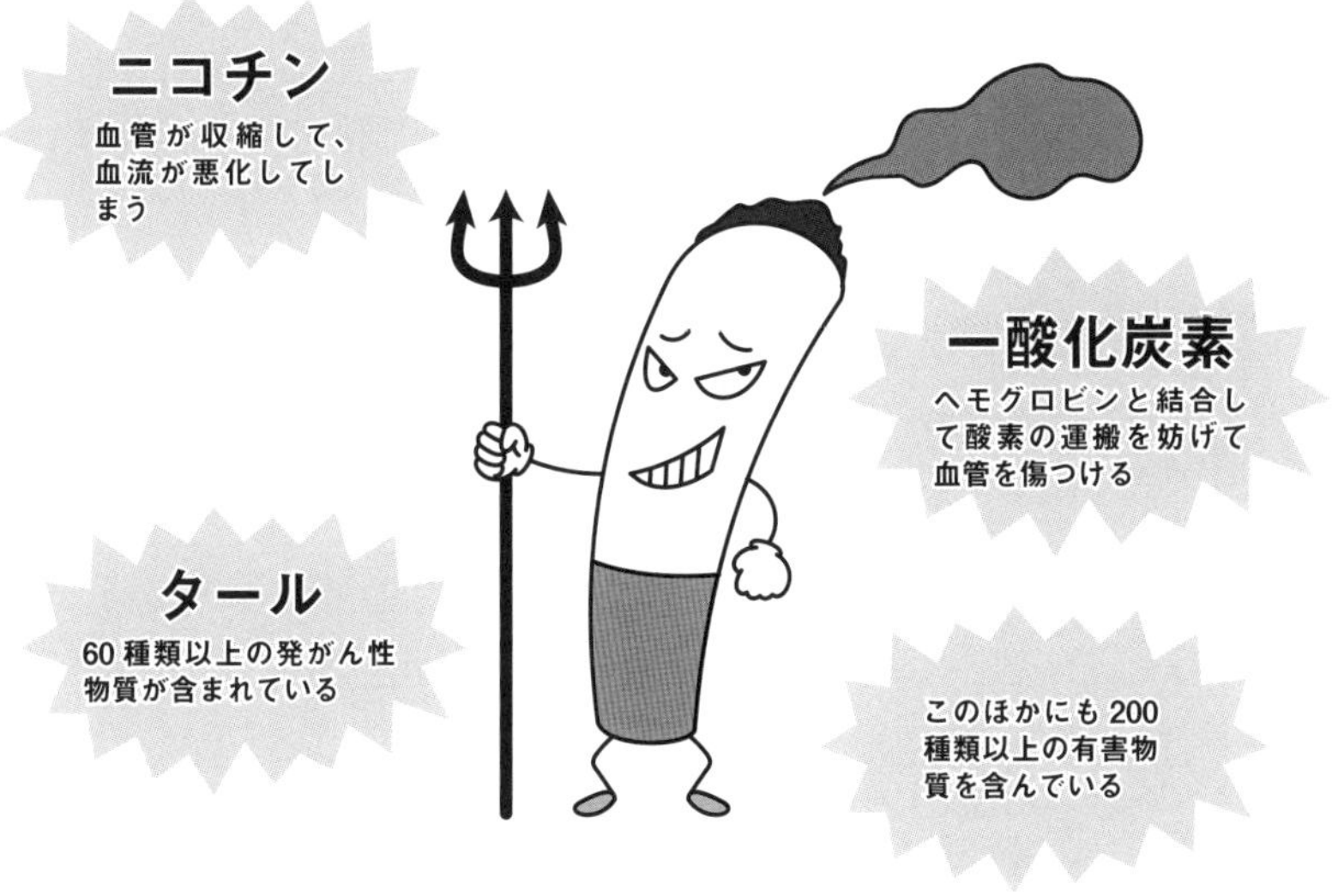
ニコチン
血管が収縮して、血流が悪化してしまう
一酸化炭素
ヘモグロビンと結合して酸素の運搬を妨げて血管を傷つける
タール
60 種類以上の発がん性物質が含まれている
このほかにも 200 種類以上の有害物質を含んでいる

飲酒と喫煙が重なると なぜいけない？

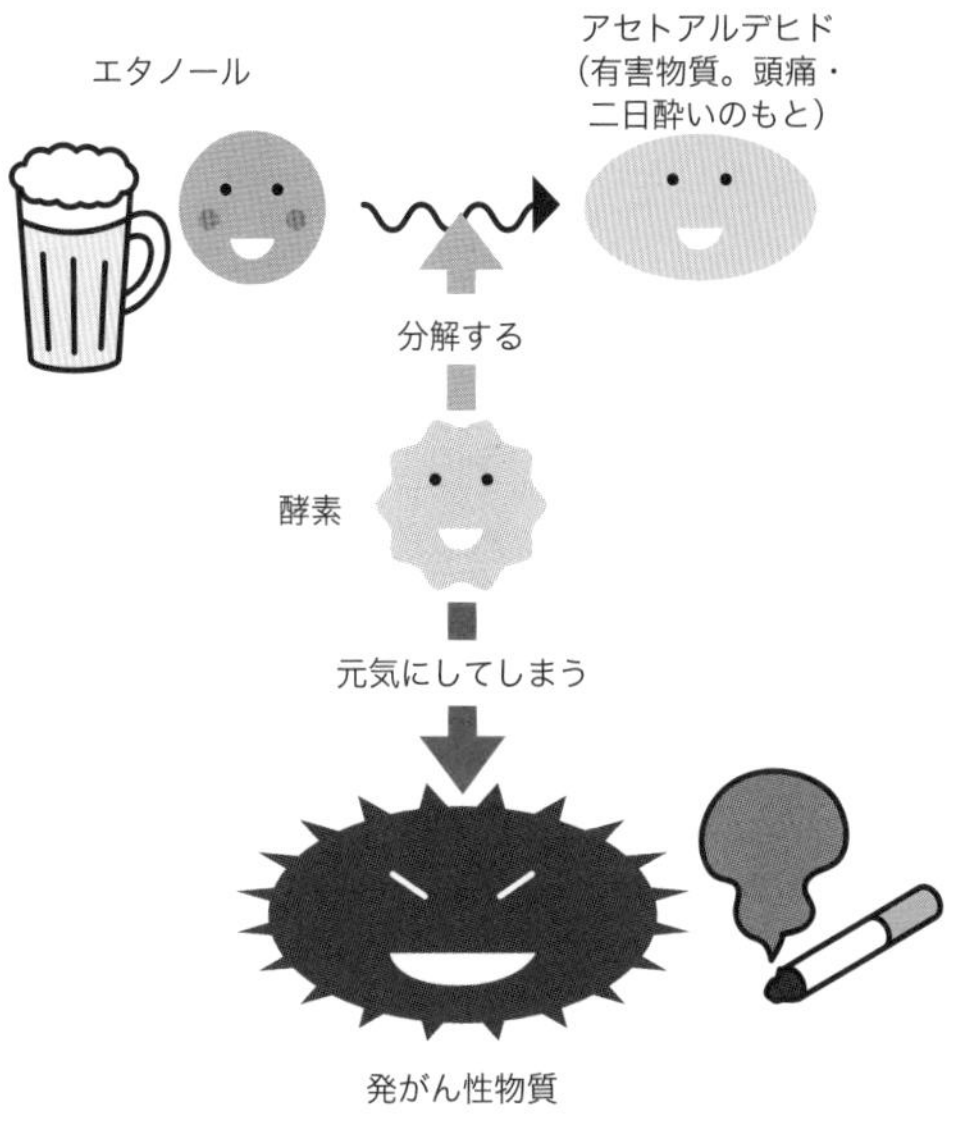
エタノール
アセトアルデヒド
(有害物質。頭痛・二日酔いのもと)
分解する
酵素
元気にしてしまう
発がん性物質

何があっても、タバコだけはやめよう！

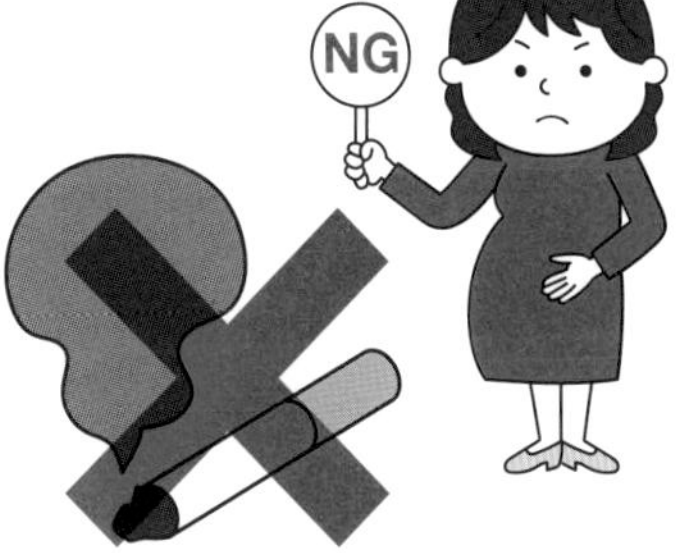
NG

62

おやつの時間に コーヒー、ココア、チョコレートを

健康効果の報告、長寿エピソードが多彩

外来や執筆の合間に、僕はよくコーヒーを飲みます。ブラックも、コンデンスミルクたっぷりの甘いコーヒーも好きです。味も香りも脳のリフレッシュにも、いちばん相性がいいから飲んでいるのですが、偶然にも「コーヒーはがんを遠ざける可能性が高い」という論文がいろいろ出ています。

WHO（世界保健機関）は「過去25年間の千以上の論文を分析した結果、コーヒーは20以上のがんのリスクを減らす効果が期待できる」と発表し、日本の国立がん研究センターは、40〜69歳の男女9万人を19年間追って「コーヒーは肝臓がんをほぼ確実に抑える」。ほかに「コーヒーをよく飲む人は2型糖尿病の発生率が低い」という報告もオランダ、アメリカ、日本などから出ています。

ココアとチョコレートはカカオ豆の発酵食品でミネラルも豊富。「ネズミの実験でココアが大腸がん予防に役立つ可能性が認められた」（スペイン食品栄養科学技術研究所）など、健康効果の研究も盛んです。

「大東カカオ」創業者の竹内政治《たけうちまさはる》氏はココアを毎日飲んで、１０４歳の大往生直前まで活躍。公式史上最長寿（１２２歳）のフランス人女性、ジャンヌ・カルマンさんは大好物のチョコレートを最晩年にも、１週間に９００グラムも食べていたなど、長寿のエピソードも多彩です。

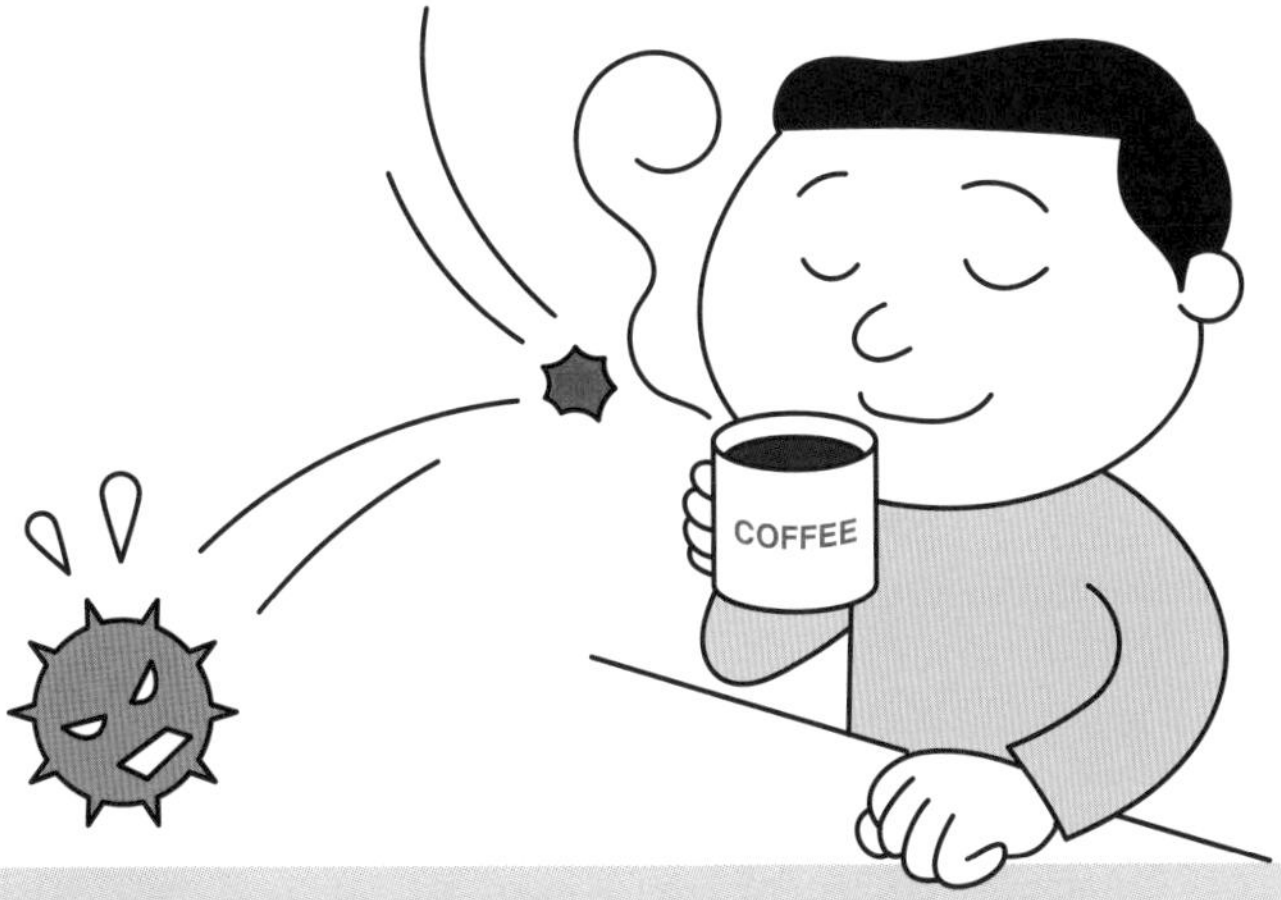

2016 年の Schmit SL の論文によると、コーヒーを飲むことで「大腸がんはオッズが 26%減少する」と報告されています。つまり大腸がんに、一定の予防効果が期待できるという意味です。

コーヒーで糖尿病の発症が抑えられる

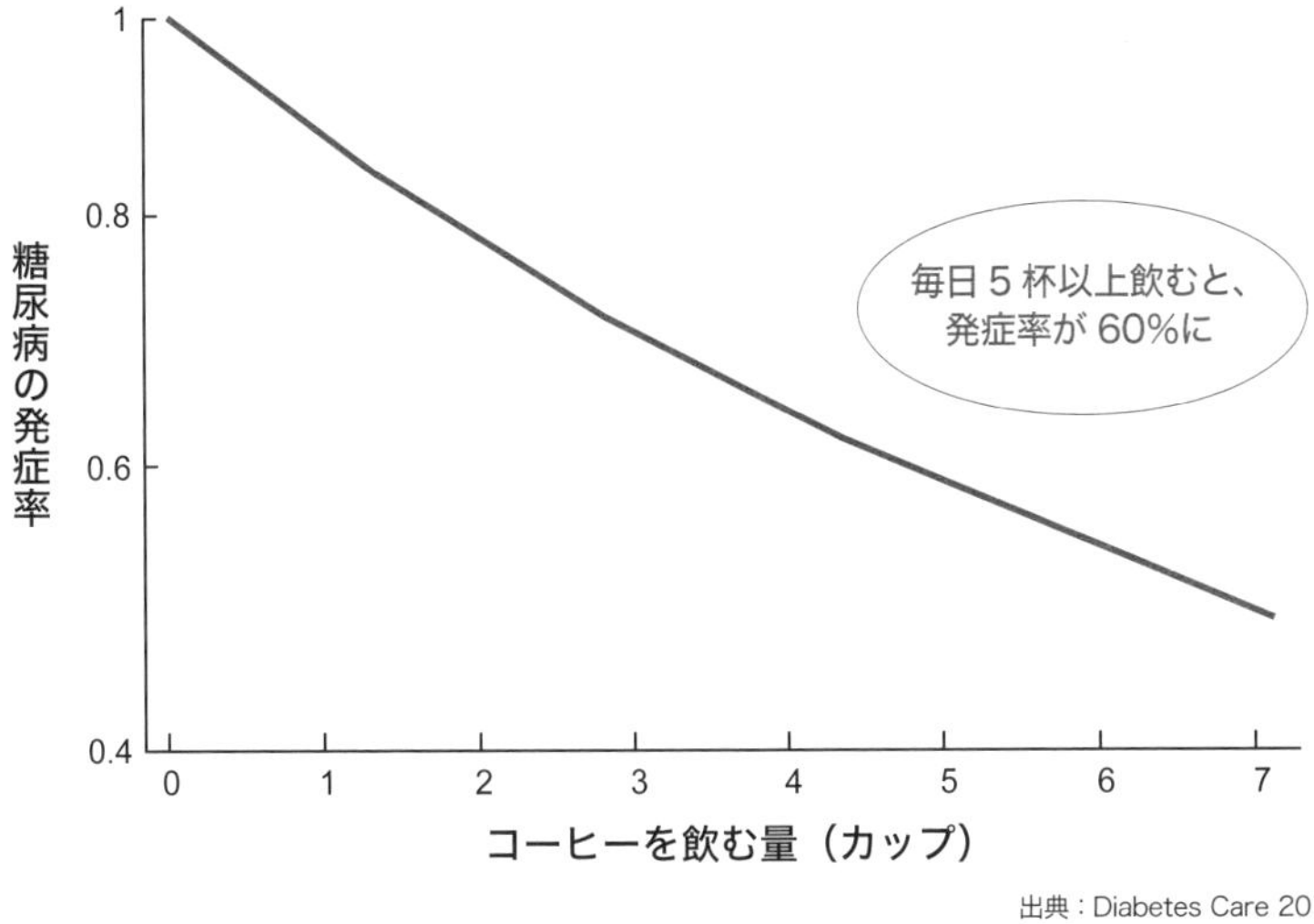

出典：Diabetes Care 2014;37:569

63

サプリより卵と牛乳！ 安・ラク・おいしい、健康長寿の守り神

食欲がないときは、半熟卵とホットミルクを

患者さんに「おすすめの食べ物」を聞かれると、いつも「卵と牛乳」と答えます。どちらも安く、手軽で、栄養のバランスがよく、たんぱく質も豊富です。日本では出荷前に洗卵・殺菌するので生卵も安心。これは世界でも珍しく、卵かけごはんは日本人の特権です。「卵はコレステロールを上げるから1日1個まで」はデマで、1日2個以上食べ続けても、脳卒中や心臓病に影響しないことがわかっています（NIPPON DATA80）。117歳まで生きたイタリア人女性、エマ・モレノさんは生前「毎日3個の卵を、90年間食べ続けたのが長寿の秘訣」と語って、ニュースになりました。

「牛乳が乳がんの原因になる」説も証拠がない。1996年をピークに日本の牛乳生産量は減っていますが、乳がん死亡率は増え続けてここ10年は横ばい。小金井市の研究では、70歳で毎日牛乳を飲む人はあまり飲まない人より、10年後の生存率が高くなっていました。「サプリより卵と牛乳」と心得ましょう。

戦後、平均寿命がぐんぐん伸びた要因として、牛乳・乳製品、卵、肉類、油脂類の摂取が増えて栄養状態がよくなり脳卒中、感染症死が激減したことが大きいと思います。半熟卵とホットミルクは胃にやさしく消化がいいので、食欲がなくても少しでも食べて、力をつけてください。

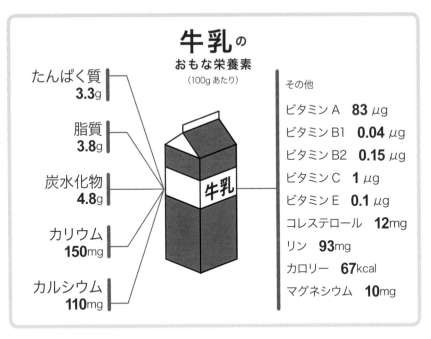

牛乳のおもな栄養素

（100g あたり）

たんぱく質 **3.3**g

脂質 **3.8**g

炭水化物 **4.8**g

カリウム **150**mg

カルシウム **110**mg

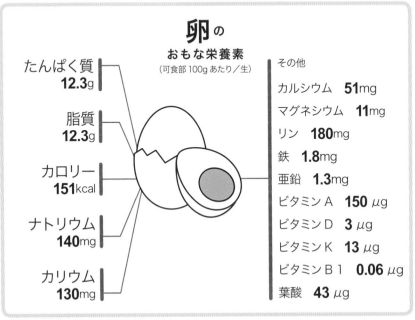

その他

ビタミン A　**83** μg

ビタミン B1　**0.04** μg

ビタミン B2　**0.15** μg

ビタミン C　**1** μg

ビタミン E　**0.1** μg

コレステロール　**12**mg

リン　**93**mg

カロリー　**67**kcal

マグネシウム　**10**mg

卵のおもな栄養素

（可食部 100g あたり／生）

たんぱく質 **12.3**g

脂質 **12.3**g

カロリー **151**kcal

ナトリウム **140**mg

カリウム **130**mg

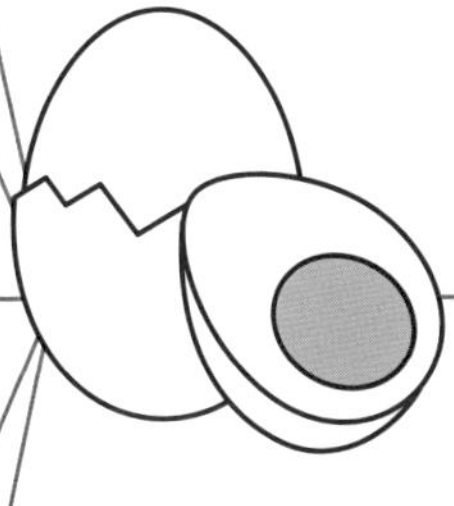

その他

カルシウム　**51**mg

マグネシウム　**11**mg

リン　**180**mg

鉄　**1.8**mg

亜鉛　**1.3**mg

ビタミン A　**150** μg

ビタミン D　**3** μg

ビタミン K　**13** μg

ビタミン B 1　**0.06** μg

葉酸　**43** μg

出典：文部科学省「日本食品標準成分表七訂」

64

60歳すぎたら「減酒」を。高齢者のアルコール依存が増えている

転倒→骨折や、脳内出血→寝たきりのリスクも

若いときはあんなに飲めたのに…。年をとるとお酒に弱くなるのは肝臓がアルコールをすばやく分解できなくなり、血中アルコール濃度が上がりやすいから。でも老後は時間があるのでついお酒に手がのびる。65歳以上のアルコール依存患者や、酔って転んで救急搬送される人が増えています。

今までの定説は「1日ビール一本、日本酒1合程度までなら、お酒をたしなむ人たちの死亡率がいちばん低く、全然飲まない人や大酒飲みの死亡率は高い」。ところが最近「全く飲まない人たちがいちばん長生きで、少しでもアルコールを摂ると死亡率は若干上がる」という報告も出ています。

いずれにしても「酒浸り」は命取りです。ロシア人男性の平均寿命は66・5歳と短く（2017年）、「ウォッカを大量に飲むほど肝硬変や肝がん、喉頭がん、飲酒事故、自殺などの死の誘因が増える」と報告されています。前に書いたように、酒にタバコが加わると、発がんリスクもはねあがります。

また、酔うと足もとがふらつきますが、高齢者は、脳組織や血管がもろくなっているので、ちょっと転んでも加わった外圧で血管が切れて頭蓋内出血になったり脳組織が挫滅《ざめつ》しやすい。骨折もしやすい。酔って転んで寝たきりになる悲劇を防ぐためにも、60歳を過ぎたら「減酒」を心がけましょう。

東京都の急性アルコール中毒搬送人員（平成 29 年中）

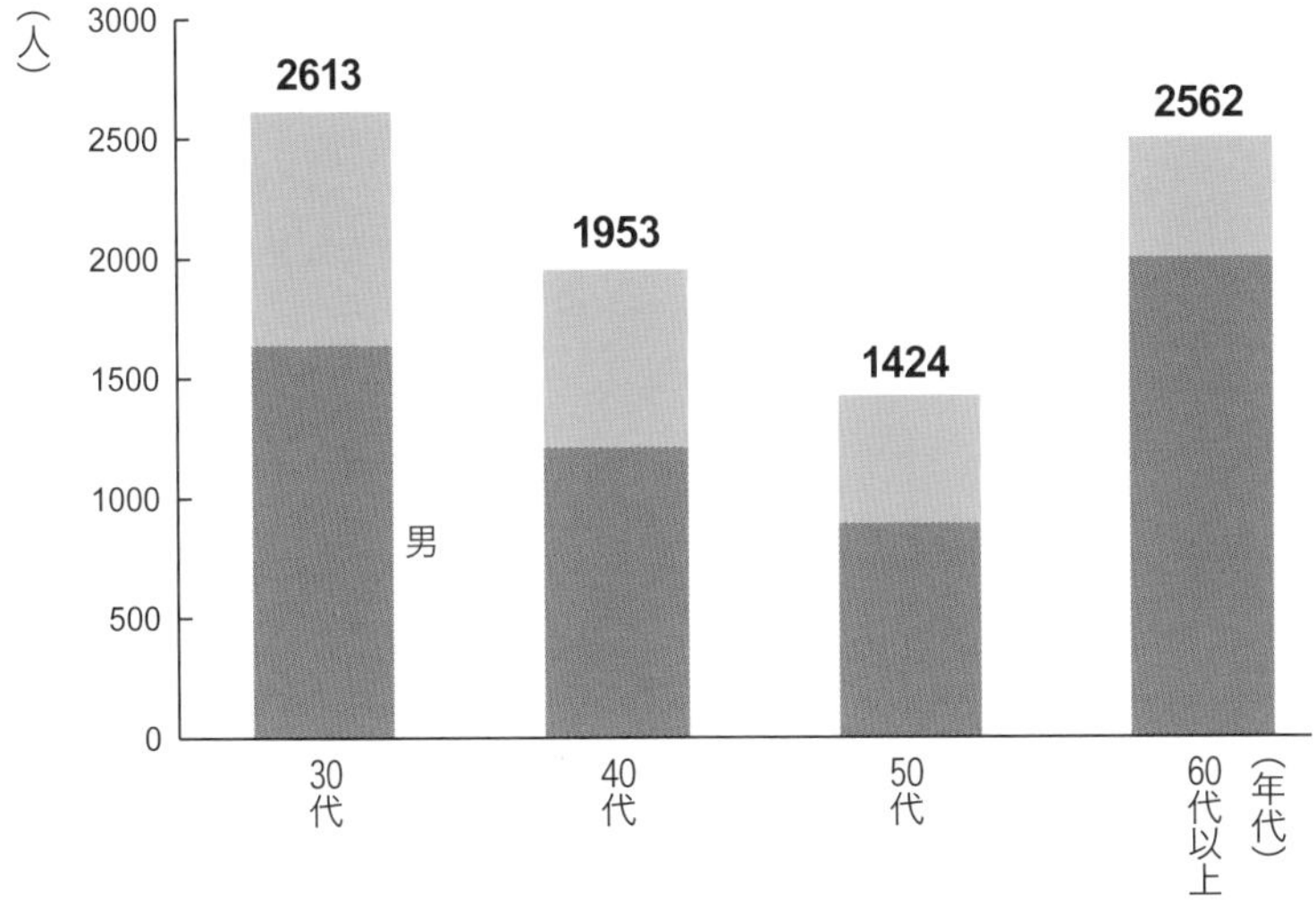

出典：東京消防庁調べ

酒にタバコが
加わると
発がんリスクも
跳ね上がる！

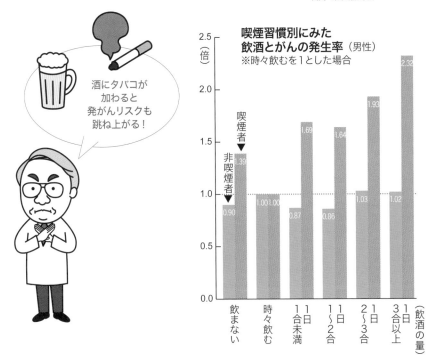

喫煙習慣別にみた飲酒とがんの発生率（男性）
※時々飲むを1とした場合

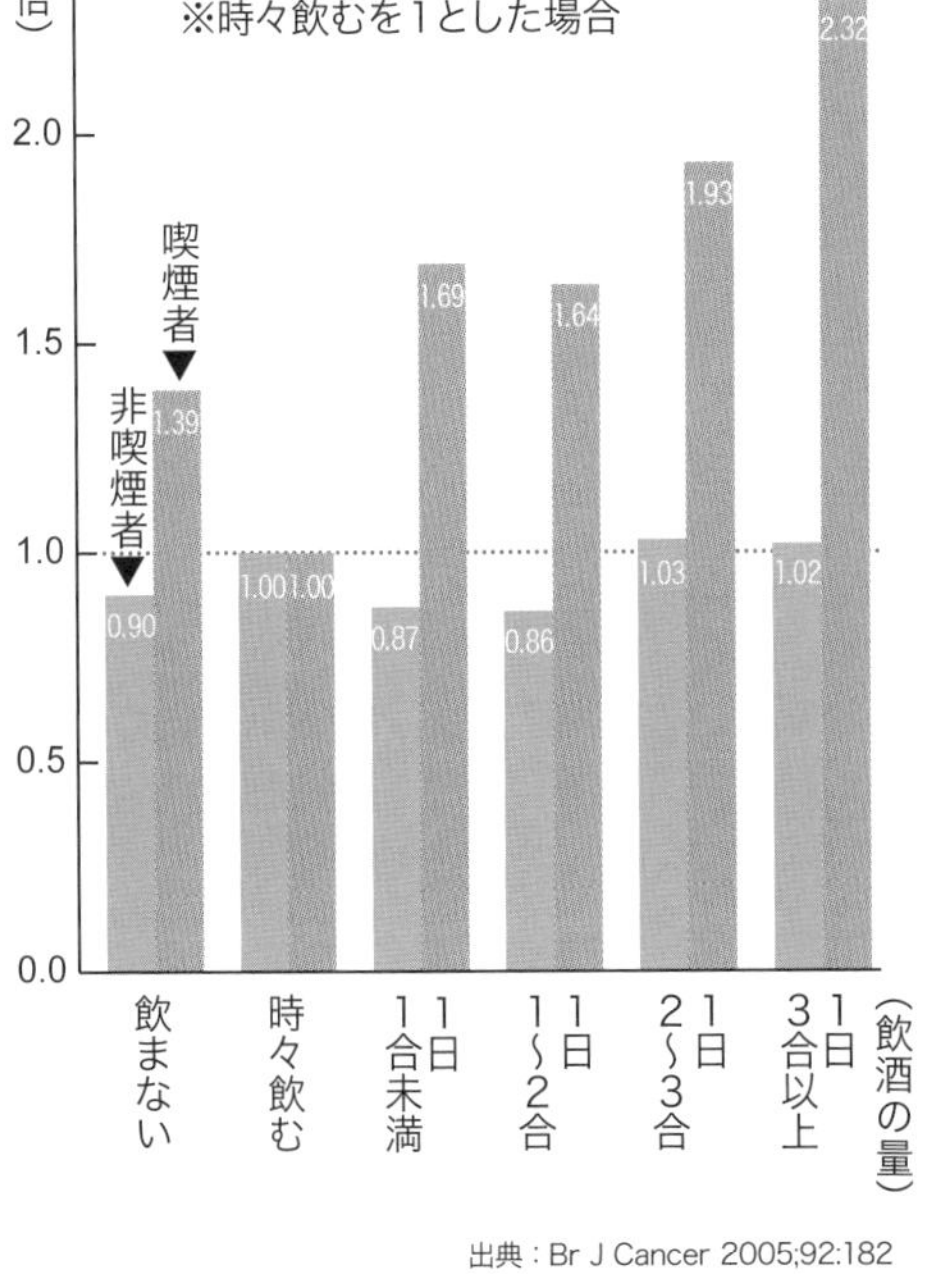

出典：Br J Cancer 2005;92:182

65

生きがい、仕事こそ健康長寿薬。長生きして、要介護になる率も低い

「めんどくさい」はボケの始まり

「めんどくさい」「別にいい」。そんな言葉があなた自身や家族に最近増えていたら要注意。ボケ（認知症）が始まっているかもしれません。世界80か国以上の専門家による「国際アルツハイマー病協会会議」が発表した、認知症の初期症状の指標のひとつが投げやりな口グセ。これは生きがい（生きる目的、生きる張りあい）が薄れているサインでもあります。

いま世界中で、生きがいと健康長寿の研究が進んでいます。日本では40～79歳の約55000人を国が追跡したら、生きがいのある人は、ない人よりも、7年後の生存率が10％以上高かった。別の調査では、6年後の要介護率も、生きがいがある人の方が40％も低いという結果でした。

米ニューヨーク州のマウントサイナイ医科大学チームは、7年以上にわたる10件の追跡調査（約136300人対象）のデータを解析して、「生きがいのある人はない人より総死亡率が17％低い」、

イギリスでの調査報告では、生きがいのある人はない人に比べて脳梗塞の発症リスクが半分でした。また日本各地の高齢者就業率を見ると「働く高齢者が多い市町村には元気に長生きする人が多い」傾向があります。生きがいと仕事こそ健康長寿薬。「めんどくさい」は生涯、禁句にしましょう。

高齢者の生きがい調査

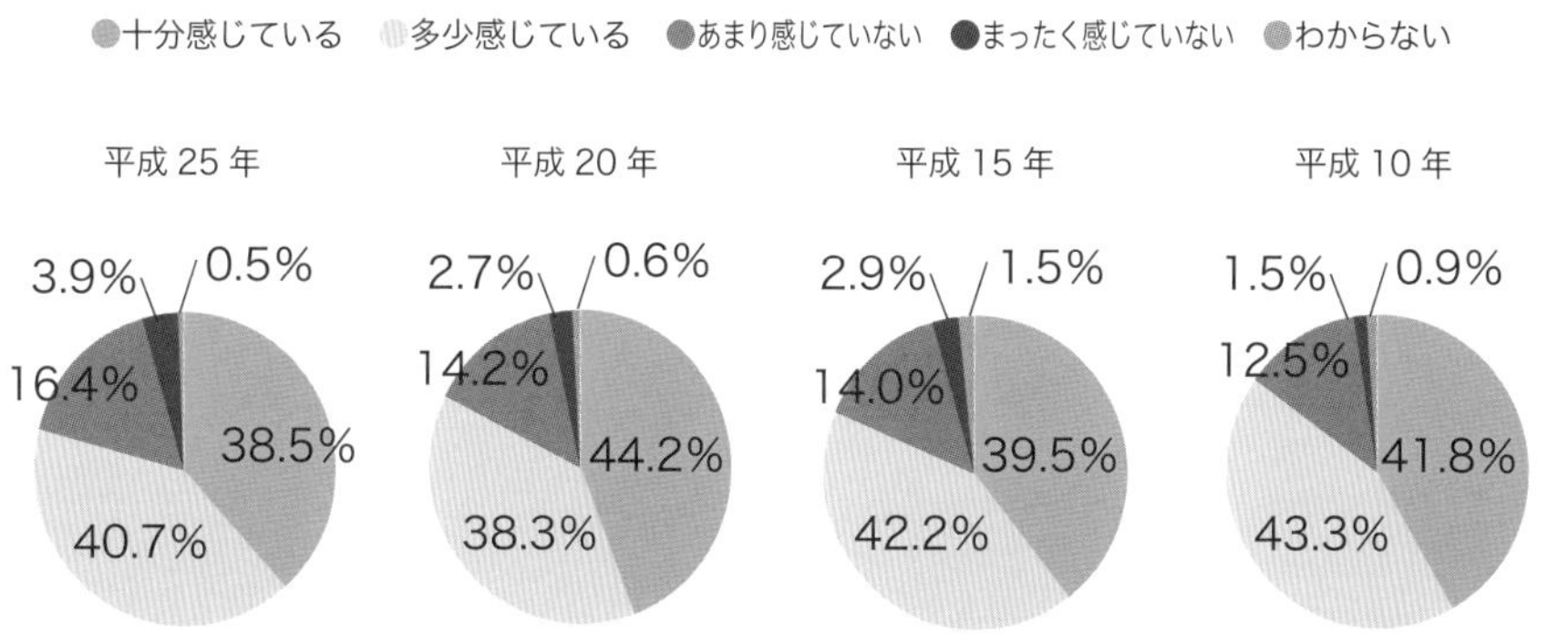

	平成 25 年	平成 20 年	平成 15 年	平成 10 年
感じている（計）	79.2	82.5	81.7	85.1
感じていない（計）	20.3	16.9	16.9	14.0

出典：内閣府「高齢者の地域社会への参加に関する意識調査（平成 25 年）」

生きがいと生存率の関係

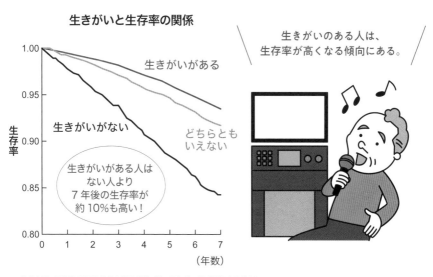

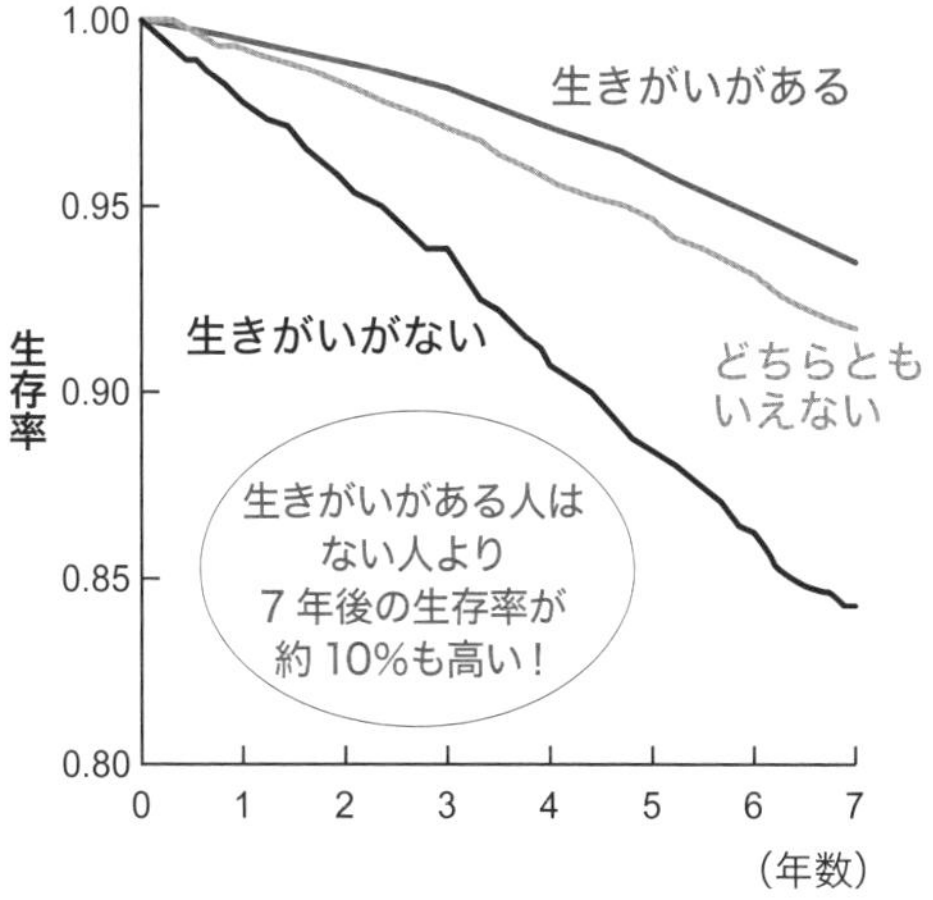

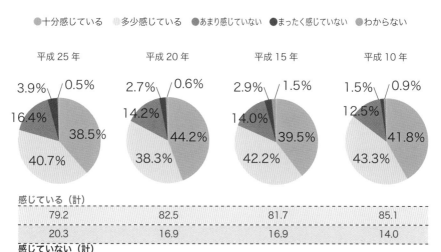

資料出所：日本版 CCRC 構想有識者会議（第 1 回）辻一郎委員提出資料より

66

ペットを飼う。ボケずに楽しく長生きするための、よき相棒

しゃべる、抱く、世話、散歩…生きがいができる

結婚してから半世紀近く、4匹の犬を飼ってきました。どの犬も病院に連れて行ったり、薬を飲ませたことがありません。いまのボビーはブルドッグの血を引いたボストンテリア。僕が家にいる間は「おひざで抱っこ」がお気に入りです。そのぬくもりを感じながらテレビのスポーツ番組なんか観てると、もう至福。寝るときも一緒です。家族以上の存在かな。

ペットがいると、話し相手ができて家がにぎやかになる。話題が増える。心が安定し、怒りも悲しみもやわらぎます。犬は飼い主べったりだからなおさら。散歩、食事や排せつの世話などすることは多いけど、それも生きがい。

散歩中にいろいろな犬と飼い主に会いますが、70歳を過ぎて大型犬を飼い始めた人を何人も知っています。犬の散歩は高齢者に最適の運動で、日光を浴びるから骨も丈夫になります。ペットを飼っていると、飼い主の医療費が減るというデータも見ました。

愛犬家アンケートを見ると「笑うことが増えた」「毎日が充実して楽しい」「休日もダラダラせず、散歩に」……。98%が「生活が変わった！」と回答していました。

間違いなく、ペットはボケずに楽しく長生きするためのよき相棒ですね。

ペットの好きなところ

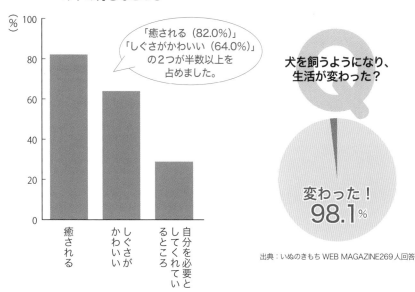

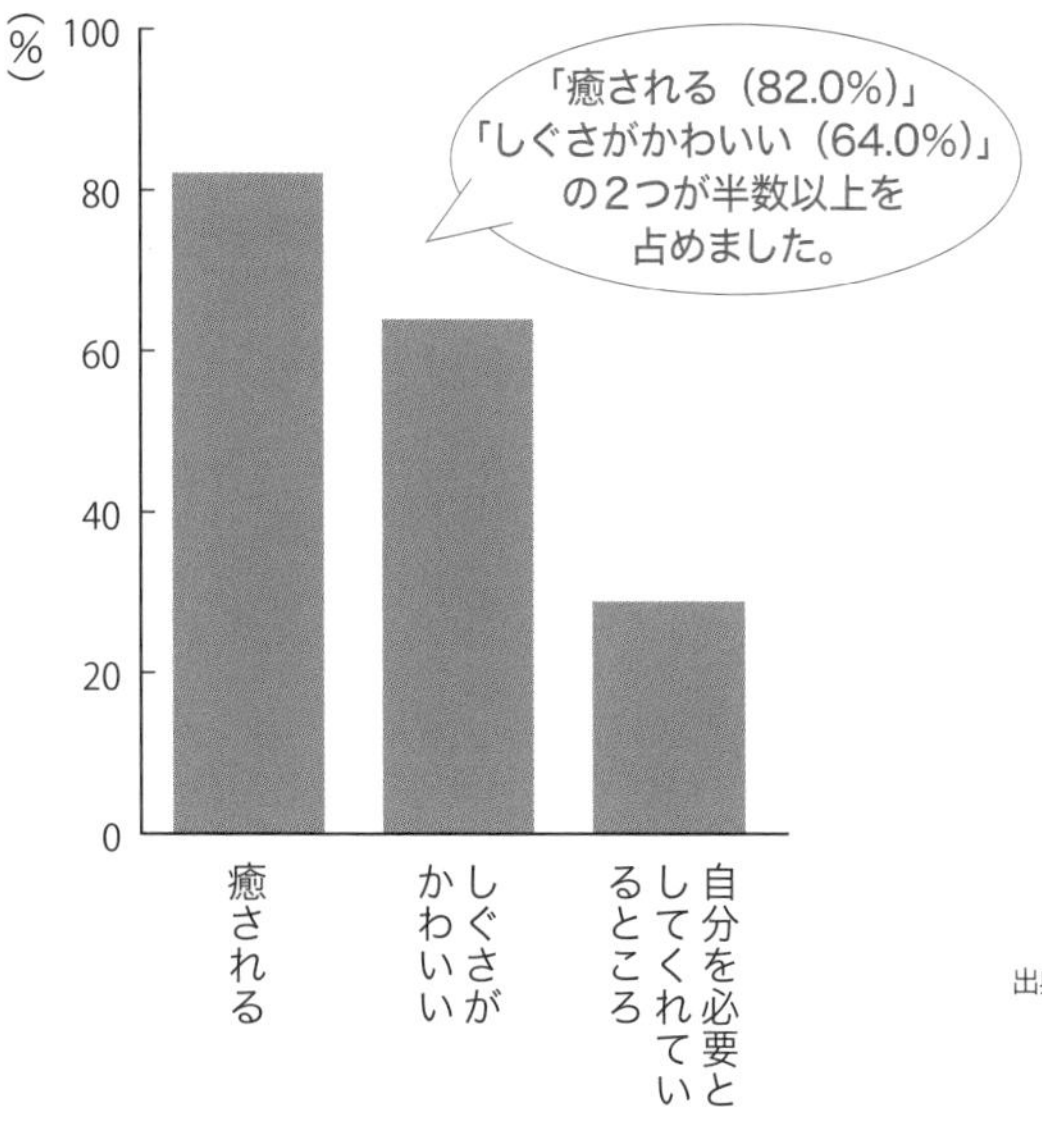

出典：ドゥ・ハウス「ペット」に関する WEB アンケート
1026 人が回答

出典：いぬのきもち WEB MAGAZINE269 人回答

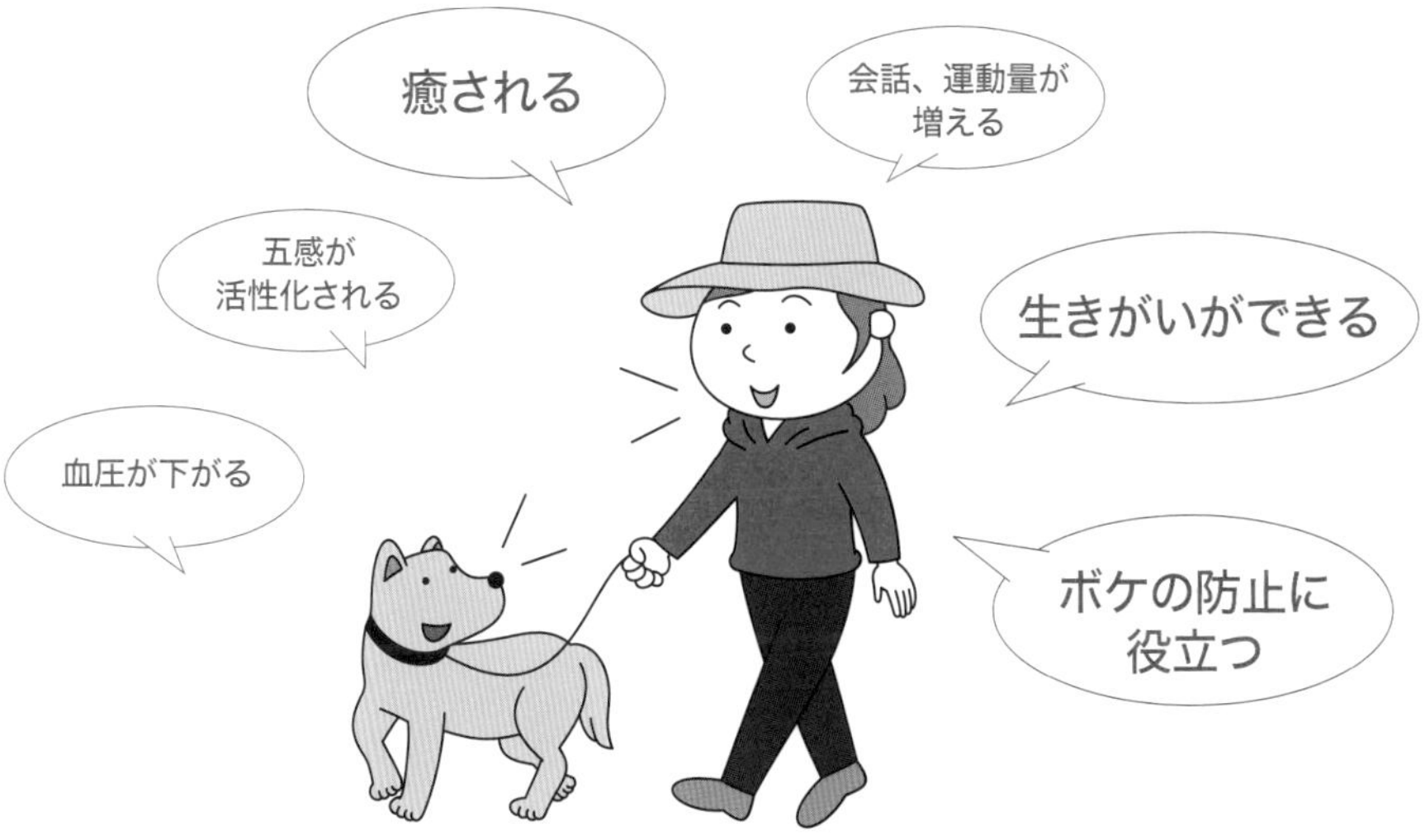

67

元気に100歳を超える養生訓

「医者にも行かず」

医者にも行かず
クスリも飲まず
健診も人間ドックも受けぬ
強い意志をもち
今日を楽しんで
のんきにしている。
カロリーや血圧を
細かく勘定しないで
1日3食なんでもよく食べ
酒も甘味もたしなみ
よく出歩き笑い
そして安眠し
ほっとくつろげる
居場所がある。

がんがあっても
身内だものとつぶやき
手術と言われたら
切りたくないと言い
ワクチンも抗がん剤も
副作用がイヤだと拒み
どこかで倒れても
救急車を呼ぶなと言っておく
日照りのときは出歩かず
寒いときは無理をせず
みんなにマイペースと言われ
いよいよのときは
ありがとうとニッコリ
そういうものに、わたしはなりたい。

68

「延命治療お断り」のリビングウィル（意思表明書）を書いておく～点滴も拒否

リビングウィル　令和最新版

いっさい延命治療をしないで下さい。
いま私は意識を失っているか、
自力呼吸もできていないかもしれません。
このまま自然に逝きたいので、救急車を呼ばないで下さい。
病院にいるなら、人工呼吸器をつけないで下さい。
点滴、チューブ栄養、輸血、人工透析、昇圧薬等一切不要です。
苦しそうなら、モルヒネなどの緩和ケアはお願いします。
水をほしがったら、氷を一片、口に含ませてください。
どうもありがとう。

さようなら。

年　　月　　日

自筆署名　　　　　　　　　　　　印

証人署名　　　　　　　　　　　　印

著者紹介

近藤 誠（こんどう・まこと）

1948年生まれ。73年、慶應義塾大学医学部卒業。76年、同医学部放射線科に入局。83年～2014年、同医学部講師。12年「乳房温存療法のパイオニアとして、抗がん剤の毒性、拡大手術の危険性など、がん治療における先駆的な意見を一般の人にもわかりやすく発表し、啓蒙を続けてきた功績」により「第60回菊池寛賞」を受賞。13年、東京・渋谷に「近藤誠がん研究所・セカンドオピニオン外来」（https://kondo-makoto.com/）を開設し、7年間で1万組の相談に応えている。著書に、『がん治療に殺された人、放置して生きのびた人』（エクスナレッジ）をはじめ、ミリオンセラーとなった『医者に殺されない47の心得』（アスコム）、『患者よ、がんと闘うな』、『がん放置療法のすすめ』（ともに文藝春秋）ほか多数。

医者のデマ
科学的根拠によれば
医者の「効きますよ」、
実はウソでした

2020年3月1日　初版第1刷発行
2020年3月27日　　第2刷発行

著　者　近藤 誠

発行者　澤井聖一

発行所　株式会社エクスナレッジ
http://www.xknowledge.co.jp/
〒106-0032　東京都港区六本木7-2-26

問合先　編集 TEL03-3403-6796
FAX03-3403-0582
info@xknowledge.co.jp
販売 TEL03-3403-1321
FAX03-3403-1829